Dedicado a mis hijos Shawn y Brian, ya que fueron mis mejores maestros. A mi esposo Miguel, por apoyar mi maternidad y lactancia al máximo. Y a todas esas familias que de una forma u otra compartimos y aprendimos las unas de las otras. ¡Gracias por permitirme ser parte de sus vidas!

Tabla de Contenido

Introducción a La Gestación Semana por Semana

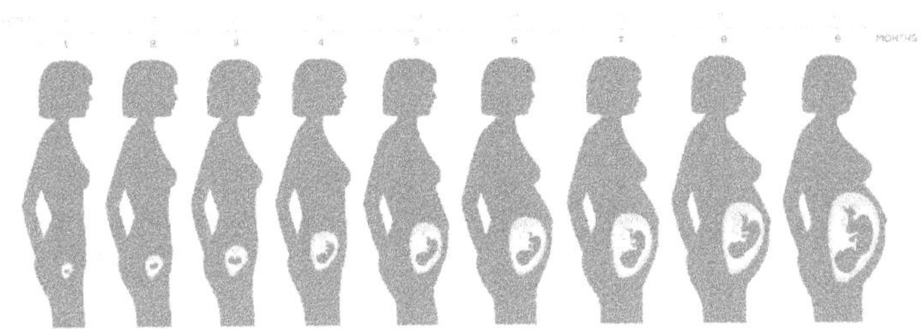

La gestación comienza una vez una vez un óvulo se junta con un espermatozoide, y culmina con el nacimiento del bebé. Sin embargo, entre el comienzo y el fin de la gestación, es donde más cambios ocurrirán. Por ejemplo, tu cuerpo cambiará mientras tu bebé crece. Tu útero se volverá más grande para hacer espacio para tu bebé en desarrollo. Tu cuerpo comenzará a producir más sangre, de forma de nutrir y brindarle oxígeno a tu bebé. Tus pechos se prepararán para producir leche. Y emocionalmente, nos preparamos para criar.

Luego se acerca el momento del parto y sentimos una mezcla de sentimientos y emociones...por una parte, estamos emocionadas porque pronto tendremos a nuestro bebé, y por otra, estamos nerviosas esperando con ansiedad el momento del parto.

Adjunto encontrarás varias secciones según va avanzando la gestación, cada una contando con temas de interés para prepararte para este precioso evento.

I. Preconcepción

Preconcepción

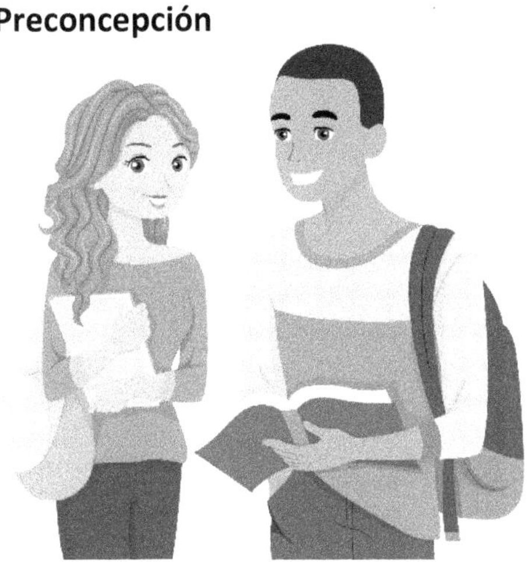

¿Estás en busca de un bebé? Quizás ya te vino la menstruación y comienzas a pensar en buscar a ese tan ansiado bebé. En lo más que tienes que enfocarte cuando estas en búsqueda de un bebé es en el momento de ovulación. La **ovulación** es el momento cuando el ovulo maduro es soltado del ovario, ha pasado por las **trompas de Falopio**, y está disponible ya para ser fertilizado. La cobertura del útero está más gruesa en preparación para el ovulo fertilizado. Si la fecundación no ocurriera, la cobertura del útero se eliminaría a través de la menstruación. Pero de lo contrario, estarías esperando un bebé.

Lo más importante que puedes hacer durante este periodo es actuar como si ya estuvieses en gestación. Esto es importante, porque aunque quizás falten semanas o meses antes de que ocurra la concepción, el actuar de esta manera asegura que tu bebé esté libre de cualquier actividad que cause problemas a su salud.

Cómo prepararse de antemano para la gestación

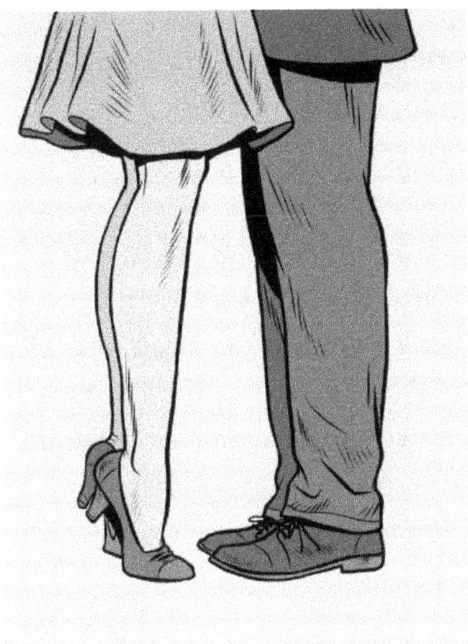

Uno debe comenzar a cuidarse y a hacer ciertos cambios en el estilo de vida desde el mismo momento en que uno considera buscar a un bebé. Un cuerpo sano creará una vida sana. Por eso es bien importante que uno comience a cuidarse desde antes de quedar en gestación, lo cual es fundamental para un bebé saludable.

Lo primero que debes considerar es visitar a tu médico antes de la concepción (idealmente, unos tres meses antes). En esta **visita de preconcepción** el médico puede examinarte y comprobar que todo está bien para lograr ese gestación; como también ayuda a poder detectar cualquier riesgo posible que pueda haber.

Si en tu familia o la de tu pareja cuentan con un historial de defectos congénitos, sería recomendable que también se considerara una visita con un **genetisista**, de forma que se identifique el riesgo de transmitirle un defecto congénito al bebé.

Es bien importante que antes de la gestación ya te estés suplementando con **ácido fólico** (folato). Esta es una vitamina esencial para prevenir **defectos del tubo neural** en el bebé, como la hidrocefalia y la espina bífida. Es bien importante que esta vitamina se tome antes de concebir, ya que estos defectos suelen crearse en las primeras semanas de gestación, cuando aún no sabemos que estamos gestando.

Se recomienda consultar con el médico si tomas algún medicamento o algún remedio natural o homeopático, ya que algunos medicamentos o remedios no son compatibles con la gestación, pudiendo causar daño al bebé.

Debes dejar de antemano de fumar, beber o ingerir cualquier tipo de droga callejera, ya que esto pudiese causar graves consecuencias en el bebé, como retraso, pobre crecimiento fetal, riegos en el corazón, etc.

Antes de concebir debes comenzar a hacer cambios positivos en tu alimentación; no es comer de más, sino comer inteligente, saludable y balanceado. Se recomienda reducir el consumo de grasas y azúcar.

Si practicas ejercicios, puedes continuar practicándolos de forma moderada. Si no estás acostumbrada a hacer ejercicios, puedes considerar comenzar en un curso de **yoga prenatal**, para que se vayan preparando esas partes del cuerpo especiales para la gestación y el parto. **NO se recomiendan ejercicios intensos durante la gestación**.

Cambios en el estilo de vida durante la preconcepción

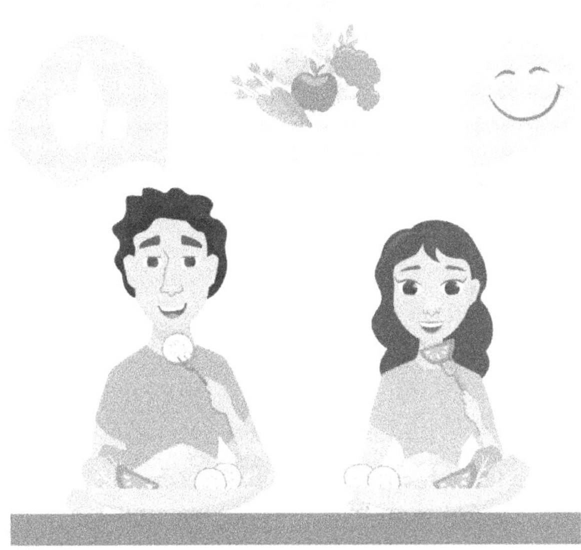

Se recomienda que durante el **periodo de planificación** de un futuro bebé la pareja comience a hacer unos cambios ligeros, para así aumentar los porcentajes de concebir un bebé saludable. Se recomienda una dieta balanceada junto con ejercicio moderado. Es preferible que ya hayas comenzado a consumir las vitaminas prenatales fortificadas con **ácido fólico**. A la vez, se recomienda que hayas eliminado de tu dieta la cafeína, la azúcar de dieta, las bebidas alcohólicas, las drogas callejeras y el cigarrillo. Si estás ingiriendo medicamentos de prescripción, es importante que hables con tu médico para asegurarte que son seguros durante la gestación.

La importancia de la visita al médico antes de concebir

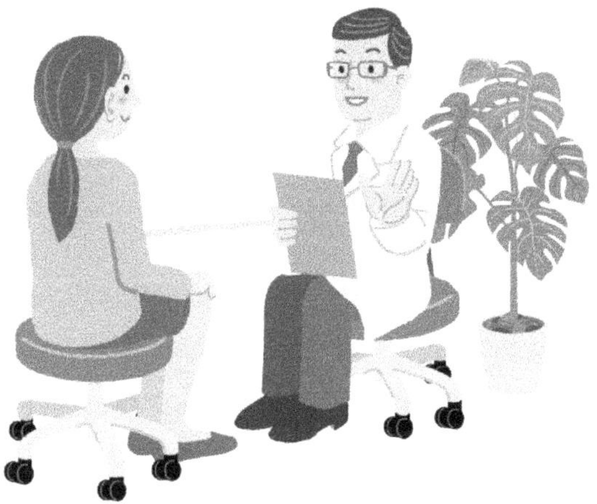

Los médicos recomiendan la visita al médico antes de que ocurra la concepción, ya que la mayoría de las veces las personas vienen al médico ya para cuando tienen 10 a 12 semanas de gestación; donde ya es tarde para preparar al cuerpo, ni para prevenir o corregir cualquier problema con la gestación.

Enfermedades como la diabetes, la obesidad, el VIH y otras enfermedades pueden ser muy peligrosas y riesgosas para el bebé. De igual forma, si se toma algún medicamento, el médico tiene que aprobar que es seguro tomarlo durante la gestación.

Se recomienda que uno visite al médico unos tres meses antes de empezar a buscar la gestación, de forma que uno se prepare adecuadamente física y emocionalmente. Recuerda que un cuerpo saludable equivale a un bebé saludable.

Ácido fólico (folato)…vitamina esencial en la gestación

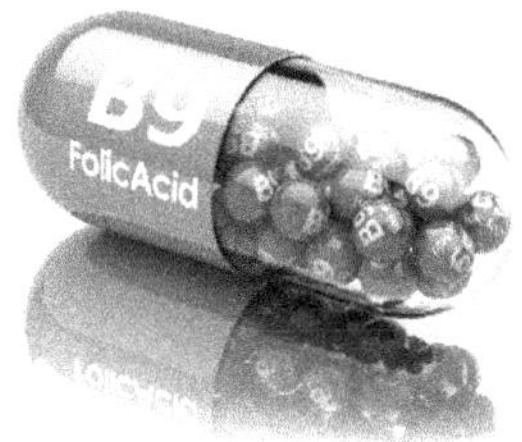

Se supone que toda mujer o persona con útero a partir de los 10 años comience a suplementar su dieta con **400 microgramos al día de ácido fólico**. El ácido fólico es bien importante en todo el ciclo sexual de la mujer, en especial en la gestación, ya que este ayuda a prevenir que el bebé nazca con defectos congénitos del tubo neural (sistema nervioso).

El ácido fólico, a parte de los suplementos vitamínicos, puede encontrarse también en alimentos como los cereales fortificados, las frutas y las legumbres. Pero ten en mente que aun así, la cantidad de ácido fólico que contienen los alimentos no es suficiente para una gestación saludable. Es por eso por lo que es importante que el médico te recete una dosis necesaria de ácido fólico.

Estudios demuestran que el ácido fólico, aparte de prevenir enfermedades congénitas del tubo neural, también ayuda a prevenir en todo el que lo ingiere enfermedades cardiacas, derrames cerebrales y algunos tipos de cáncer.

Una vitamina diaria de ácido fólico es el mejor regalo que puedes hacerle a tu bebé.

La pareja también tiene que cuidar de su alimentación antes, durante y después de la gestación

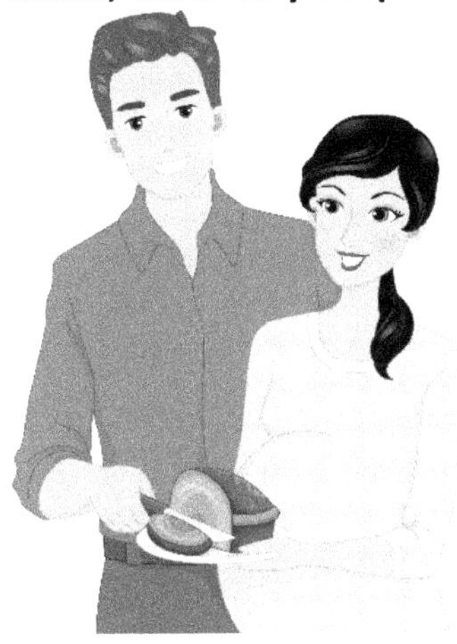

Siempre nos enfocamos en la salud y nutrición de la persona gestaste, y todos se olvidan de que la pareja también es importante en este proceso de procreación. Una alimentación saludable equivale a un cuerpo saludable...y el varón es de suma importancia durante este proceso.

Estudios demuestran que en los casos de esterilidad, un 30% de ellos el problema es el varón, muchas veces por poco contenido de espermatozoides (**oligospermia**) como también a la baja movilidad de estos. Sin embargo los especialistas de la fertilidad aseguran que estos problemas muchas veces responden bien a cambios en los hábitos de la alimentación del varón como también cambios en su estilo de vida. Se piensa que un 83% de los varones con problemas de fertilidad tienen un bajo consumo de frutas y vegetales.

El ácido fólico...también para la pareja!!!

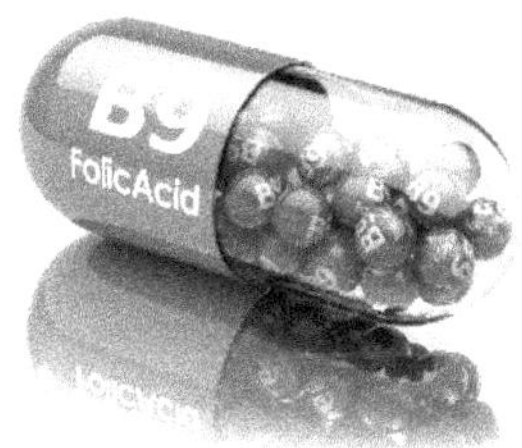

Siempre se piensa que el ácido fólico es un suplemento vitamínico que solo las gestantes o personas con útero deben tomar, en especial las gestantes, ya que es crucial para prevenir defectos de nacimiento. Sin embargo, estudios demuestran que el ácido fólico ingerido por los varones ayuda a mejorar la calidad de los espermatozoides, disminuyendo células anormales de aquellos varones que la ingerían (*Journal of Human Reproducción*). El estudio también demostró que el ácido fólico también influye en la concepción. Así que si están en busca de un bebé, es importante que también la pareja suplemente su dieta con una vitamina de ácido fólico de 400 microgramos.

Una vitamina diaria de ácido fólico es el mejor regalo que puedes hacerle a tu bebé.

<u>Para tener espermatozoides sanos se recomienda que la dieta del varón incluya:</u>

Ácido fólico—ayuda a la movilidad de los espermatozoides. El ácido fólico se encuentra en todos los vegetales de hojas verdes, en las legumbres y en muchos cereales. También es recomendable la suplementario diaria con 400 microgramos.

Zinc—este mineral ayuda a la función del sistema reproductor masculino, ayudando a su crecimiento y desarrollo. También está relacionado a la movilidad y al contenido de espermatozoides. El zinc se puede encontrar en alimentos como la calabaza, los mariscos, el hígado, las carnes, el pescado, los huevos, los alimentos lácteos, las nueces y las legumbres.

Vitamina C—la vitamina C ayuda a desintoxicar al cuerpo de metales como el plomo, de forma que se mejore la calidad y cantidad de semen en el varón. La vitamina C se puede encontrar tanto en frutas como en vegetales.

Selenio—ayuda en la secreción de la hormona masculina testosterona, y mejora la movilidad y contenido de espermatozoides. El selenio es contenido en los cereales, en las nueces, y en los granos.

Vitamina E—la vitamina E tiene capacidad de antioxidante y ayuda en la movilidad y contenido de espermatozoides. Se puede encontrar vitamina E en el germen del trigo (*wheat germ*) que uno puede echar sobre los cereales, mantecado, yogurt, etc. También contienen vitamina E las nueces y el aceite de oliva.

Vitamina A—ayuda a la fertilidad ya que ayuda en la formación de esteroides, lo cual es la base de las hormonas sexuales. La vitamina A se puede encontrar en la mantequilla, en la leche, en los huevos, en el hígado, en las zanahorias, calabaza, albarcoque y todas las verduras.

Las frutas y vegetales pueden ayudar a aumentar la fertilidad en el varón

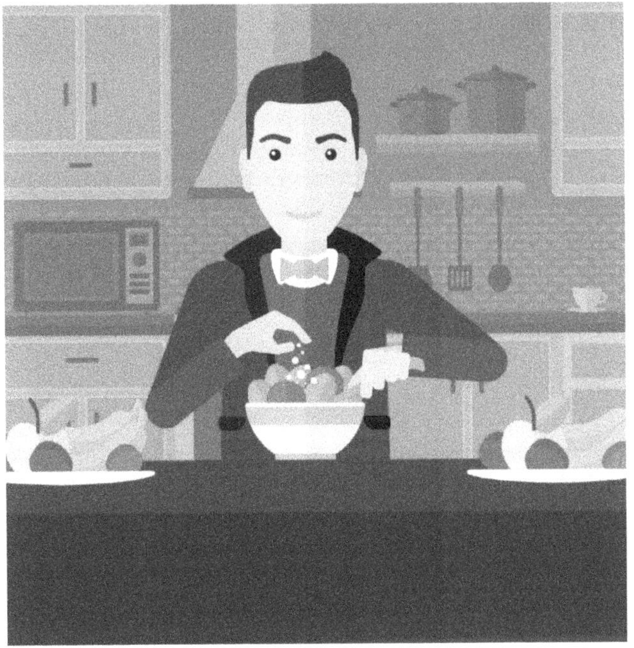

Los expertos en la medicina reproductiva recomiendan que si el varón está en busca con su pareja de un bebé, que comience a incluir en su dieta diaria al menos 5 servicios de frutas y vegetales. De no gustarte o no poder ingerir esta cantidad de alimento, entonces existen suplementos a base de frutas y vegetales que ayudarían a que tu cuerpo reciba la cantidad adecuada de antioxidantes. Se piensa que son los antioxidantes los que ayudan a que los espermatozoides sean más saludables. Si te gustan las ensaladas, no dudes en ingerir muchos vegetales de hojas verde, tomates, pimientos, etc.

De esta forma se lograrán espermatozoides sanos y fuertes. Recuerda, un padre o criador saludable equivale a un bebé saludable.

La pareja también debe tener cuidado con el consumo de alcohol y cigarrillo antes de la concepción

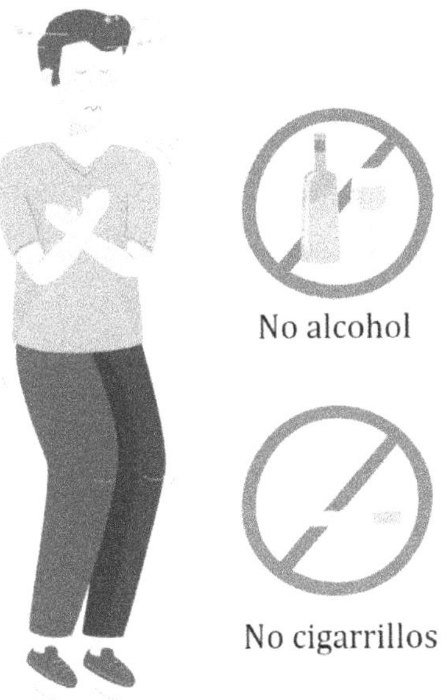

Siempre pensamos que solo la gestante se debe cuidar de consumir bebidas alcohólicas o cigarrillos durante la gestación. Sin embargo, los hábitos de la pareja también pueden influenciar en la futura salud del bebé. Según un estudio realizado en la ciudad de México, los hijos de aquellos criadores que ingieren bebidas alcohólicas y fuman antes de la concepción eleva el riesgo de concebir a un bebé que luego desarrolle leucemia.

El estudio indica que el uso de alcohol y del cigarrillo producen **mutaciones cromosómicas**, lo cual puede causar leucemia. Es por esto por lo que el estudio en relación recomienda que la pareja que desea buscar un bebé deje de fumar y beber al menos un año antes de la concepción.

Por otra parte, el estudio encontró que si la gestante, cuya pareja había fumado y bebido antes de la gestación, consumía vitamina A y E durante la gestación, esto disminuía los riesgos, ya que estas vitaminas poseen antioxidantes que bloquean los agentes carcinógenos.

El periodo de más fertilidad

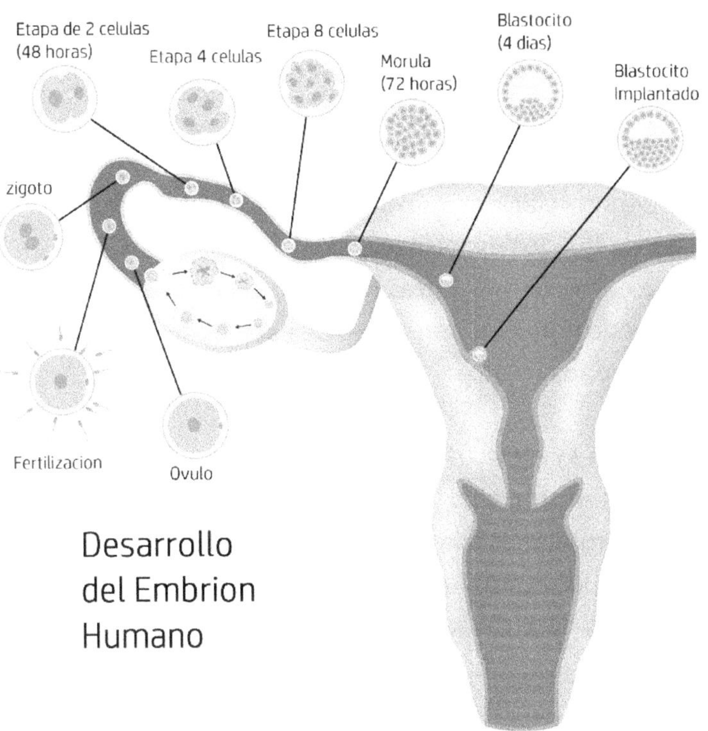

¿Sabes cuáles son los días del mes en que puedes concebir? Si no los conoces, te podría funcionar bien el comenzar a llevar un calendario; anotando tu primer día de menstruación por los próximos seis meses. De esta forma podrás notar cuál es tu ciclo (separación entre los días de una menstruación a otra). Por lo general, los ciclos pueden variar desde 26 días hasta 35 días, siendo 28 días el promedio de la mayoría.

Una vez identifiques cuál es tu ciclo, cuenta los días que quedan al mismo medio del ciclo (si tu ciclo es de 30 días, los días centrales serian 14, 15 y 16). Una vez identifiques estos días "centrales" marca también dos días antes y dos días después. Estos son los días en que tienes mayor probabilidad de concebir.

Si se tienen relaciones sexuales antes de estos días, recuerda que los espermatozoides pueden sobrevivir en la vagina entre 48 a 72 horas luego de la relación, por lo que uno puede concebir aún antes de estas fechas con más probabilidad.

Junto con el calendario se recomienda que se utilicen el **método sintotérmico** (de tomar la temperatura corporal todas las mañanas a la misma hora) y el **método Billings** (donde se identifica los días de fertilidad a través de la **mucosidad cervical vaginal**).

Con el método sintotérmico, uno se toma la temperatura, y 24 horas luego de la ovulación la temperatura sube entre 0.2 a 0.5 décimas.

Con el método Billings, el flujo vaginal cambia debido a los estrógenos, y los dos o tres días antes de la ovulación el flujo vaginal es abundante, pegajoso y transparente (como clara de huevo), siendo el ultimo día el más fértil. Este flujo aumenta y facilita el recorrido de los espermatozoides hacia el útero.

Otras personas utilizan las **pruebas de ovulación** que se consiguen en la farmacia, que miden la hormona LH (**Hormona Luteinizante**) en la orina.

Tener relaciones sexuales el día antes o el mismo día de la ovulación aumenta también las posibilidades de concebir. Recuerda que la frecuencia de las relaciones sexuales también puede afectar. El hacerlo todos los días no aumenta las posibilidades de concebir. Al contrario, el tener relaciones sexuales todos los días deteriora la calidad del semen, y no permite una correcta producción de espermatozoides. Recuerda que los espermatozoides pueden sobrevivir en el flujo mucoso entre 3 a 5 días, lo que facilita una frecuencia sexual de cada 2 a 3 días.

Sobre las posiciones para aumentar la posibilidad de gestación, no se recomiendan las posturas de pie o aquellas que hagan escurrir el semen de la vagina.

Datos importantes en cuanto a la ovulación

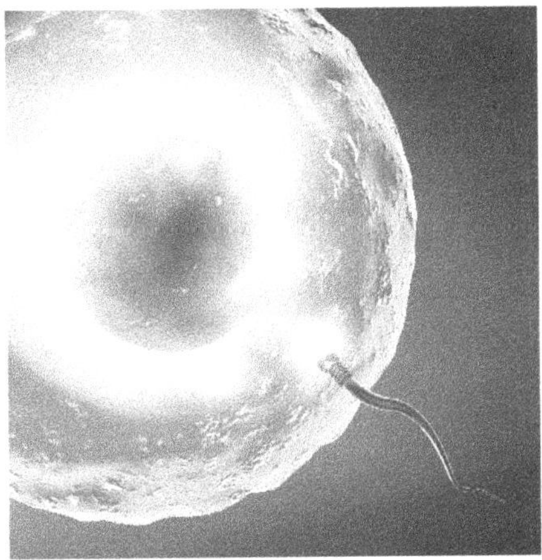

La mayoría de las gestantes o personas con útero ovulan entre el Día 11 y el Día 21 de su ciclo menstrual. A esto se le conoce como los días fértiles o la **ventana de días fértiles**. El tener relaciones sexuales durante estos días aumenta la posibilidad de concebir.

- Un óvulo vive de 12 a 24 horas luego de salir del ovario
- Normalmente solo un óvulo es soltado por el ovario durante la ovulación
- La ovulación puede ser afectada por el estrés, una enfermedad, o un cambio de rutina
- Algunas pueden manchar ligeramente durante la ovulación
- El ciclo mensual se mide desde el primer día de su periodo menstrual hasta el primer día del periodo menstrual del próximo mes.
- En promedio, el ciclo menstrual es de 28 a 32 días.

Cómo aumentar las posibilidades de concebir...reconociendo los días fértiles

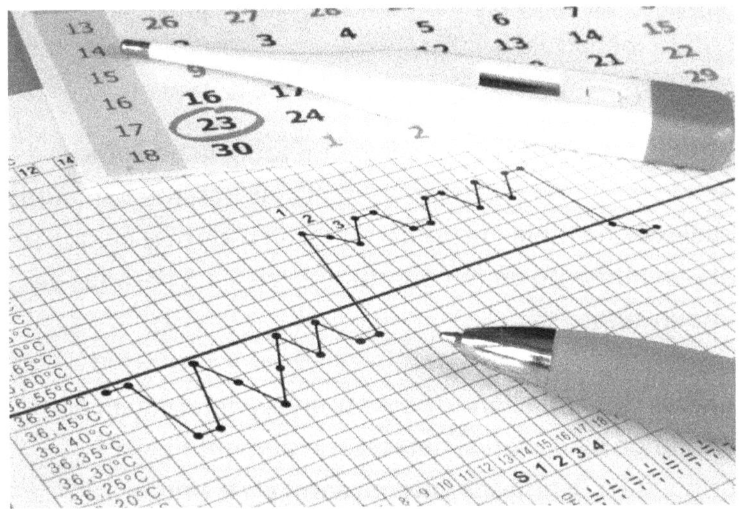

Para algunos, no tienen ni que pensar en concebir, y a la primera lo logran. Pero en la mayoría de los casos el proceso de procrear no es tan fácil. Los factores que influyen a la concepción dependen de un montón de circunstancias siendo la principal el reconocer los días fértiles.

Calendario de ovulación—Llevando un control de los ciclos menstruales uno puede identificar los periodos fértiles. Sin embargo, para que este método sea efectivo, es de suma importancia que la persona tenga periodos regulares y que dichos periodos tengan la misma frecuencia (entre 28 y 32 días).

Método Billings—Se basa en la observación de las secreciones vaginales. Dependiendo del color y consistencia de la secreción vaginal la pareja puede identificar sus días fértiles, aun cuando no tenga un periodo menstrual regular.

Método Sintotérmico—En dicho método, la persona se toma la temperatura todas las mañanas durante 5 minutos y se lleva una tabla. La ovulación ocurre los días en que se nota un aumento en temperatura entre 2 a 5 décimas de temperatura.

Pruebas de Ovulación—Dichas pruebas determinan el periodo de ovulación al detectar un aumento en la hormona LH (**Hormona Luteinizante**) en la orina.

Paciencia—No hay trucos ni reglas en el momento de la búsqueda de un bebé. Recuerda que el obsesionarse no ayuda a nada...solo a que te frustres. Es normal que muchas parejas puedan tardarse en lograr un gestación un año, y hasta dos años.

Cómo aumentar las posibilidades de concepción...las relaciones sexuales

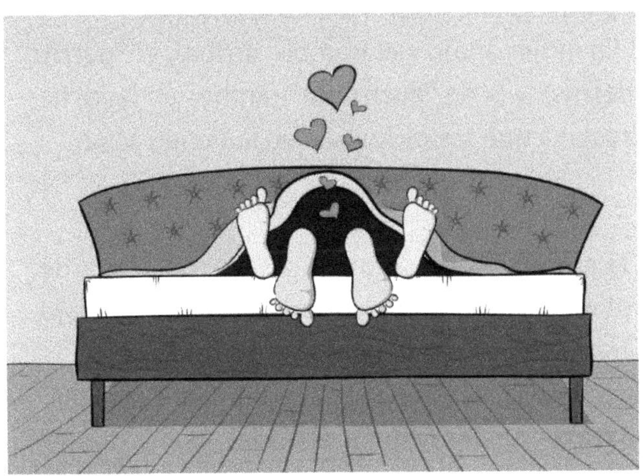

Para algunos, no tienen ni que pensar en concebir, y a la primera lo logran. Pero en la mayoría de los casos el proceso de procrear no es tan fácil. Los factores que influyen a la concepción dependen de un montón de circunstancias, como por ejemplo, las relaciones sexuales.

Frecuencia—Se recomienda que si se está en busca de un bebé, que se tengan relaciones sexuales un día antes y un día después de la ovulación. El tener relaciones sexuales todos los días o muchas veces en un día solo logra deteriorar la calidad de la esperma. La frecuencia ideal es cada 2 a 3 días. Ten en consideración que el esperma puede sobrevivir en la vagina hasta 72 horas.

Posturas—Por cuestión de gravedad (y de sentido común) las posturas en que la pareja está de pie, o la mujer está encima del varón no son las más adecuadas para cuando se busca un bebé. El objetivo es que el esperma llegue lo más cerca posible al cuello del útero. Las mejores posiciones para lograr esto son las **posiciones de misionero** (la mujer abajo y el hombre arriba), **el "perrito"** (la pareja detrás), y la de **"cucharita"** (ambos de lado, la pareja detrás), ya que todos favorecen la penetración profunda.

Trucos de la abuela—Hay varios trucos que no se pierde nada en tratarlos, como el colocar una almohada debajo de las caderas (para elevar la pelvis), o el mantenerse acostada luego de la relación sexual...todo para facilitar que los espermatozoides lleguen al ovulo.

Paciencia—No hay trucos ni reglas en el momento de la búsqueda de un bebé. Recuerda que el obsesionarse no ayuda a nada...solo a que te frustres. Es normal que muchas parejas puedan tardarse en lograr un gestación un año, y hasta dos años.

II. Nueve meses de cambios

Nueve Meses de Cambio

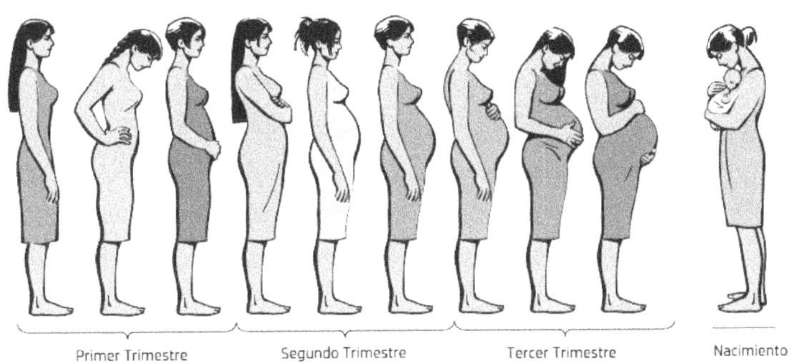

El periodo de gestación por lo usual dura unos 9 meses y una semana. Esto se traduce a 40 semanas o a 280 días. El primer día de gestación se cuenta desde el primer día de la última menstruación (antes de concebir). Y por lo general, se divide la gestación en tres etapas a las cuales se les llama **"trimestres"**. Cada trimestre representa un periodo de tres meses.

La prueba de embarazo

La mayoría de las personas se enteran de que están esperando un bebé a través de una **prueba de embarazo casera**. Las pruebas de embarazo caseras son bastante sencillas de usar; pero aun así, es de suma importancia que se lean las instrucciones antes de usarlas, para interpretar bien los resultados.

Las pruebas de embarazo caseras detectan la hormona hCG (**Gonadotropina coriónica humana**) en la orina, la cual se comienza a producir cuando un ovulo fertilizado se implanta en el útero. La mayoría de las pruebas de embarazo caseras dan un resultado positivo cuando se mide al menos 20mIU de la hormona hCG.

Se recomienda que se haga la prueba de embarazo casera una vez se salte un día sin llegar la menstruación; ya que si hubo concepción, los niveles de la hormona hCG estarán en unos 20mIU/hCG (de 7 a 10 días luego de la concepción).

Las pruebas de embarazo caseras son bastante sensibles a la hormona hCG; así que aun cuando la línea o símbolo de positivo que sale en el encasillado sea tenue, el resultado es positivo, ya que detectó la hormona. Por otra parte, si se espera más del tiempo recomendado en la prueba, puede aparecer una línea, debido a la evaporación. En estos casos, no se considera el resultado como positivo.

De la prueba de embarazo dar negativo; se recomienda esperar una semana y repetir la prueba.

Cómo se calcula la gestación

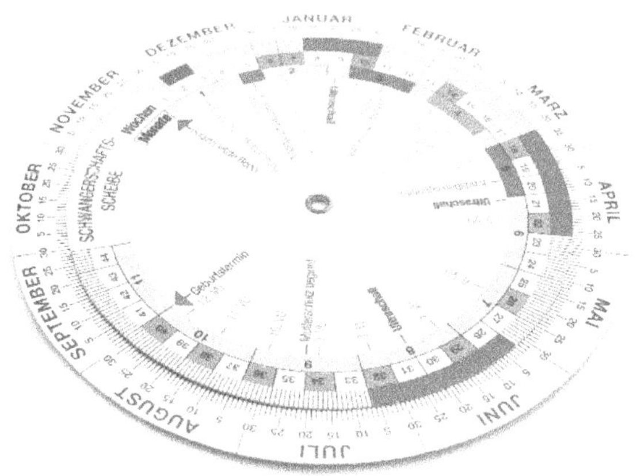

El desarrollo de la gestación se cuenta desde el primer día de la última menstruación "normal"; aun cuando el feto no se comienza a formar hasta la concepción, que ocurre normalmente dos semanas después. La gestación se calcula de esta forma ya que cada vez que la persona tiene un periodo de menstruación, el cuerpo comienza a prepararse para la gestación. Si contamos desde el primer día de menstruación, la mayoría de las gestaciones duran alrededor de 280 días.

Durante la ovulación, uno de los ovarios suelta un óvulo maduro, el cual comienza a viajar a través de las trompas de Falopio hasta el útero. Los espermatozoides viajan a través del útero para fertilizar el ovulo. Solo un espermatozoide fertiliza al ovulo. Tanto el ovulo como el espermatozoide contienen 23 cromosomas, las cuales se combinan para formar el cigoto, el cual contiene 46 cromosomas.

Una vez uno está en gestación (como a la tercera semana del ciclo menstrual), una por lo general no nota ningún cambio. Sin embargo, si hay personas que experimentan un cólico leve y un aumento en las secreciones vaginales.

III. Primer Trimestre

Primer Trimestre

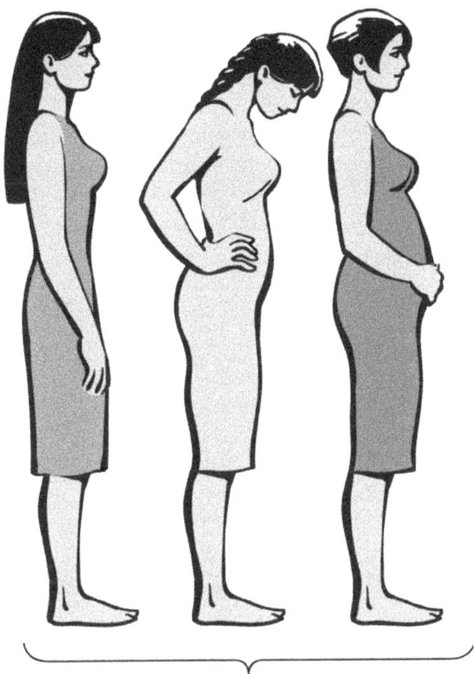

Primer Trimestre

Se le llama así a los primeros tres meses de gestación. Aun cuando no sientas la presencia del bebé, este está vivito y coleando. Este es el momento donde tu bebé presentará más cambios y más crecimiento; sin embargo, nosotras apenas tenemos cambios notables durante este trimestre. Algunas de nosotras lo que si presentamos son malestares que nos avisan de la presencia del bebé.

Escogiendo al obstetra o partera

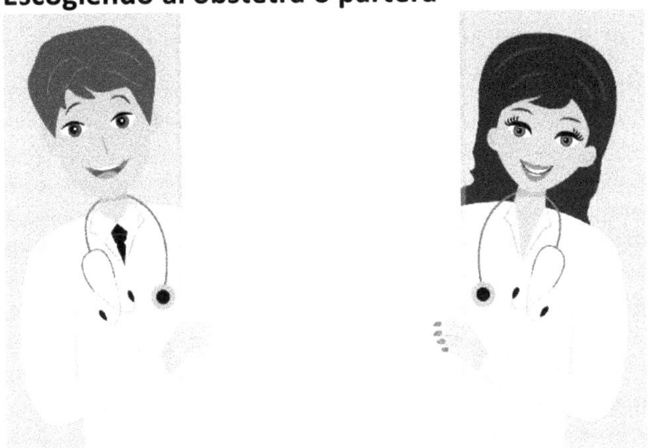

En un mundo perfecto, lo ideal sería haber escogido al obstetra o partera previo a concebir. Sin embargo, en el mundo real, raramente esto sucede. No te confíes en escoger un **obstetra** o partera basándote únicamente en la recomendación de un familiar o amigo.

Se recomienda que primero que nada, se escoja el hospital que conozcas que tenga políticas favorables hacia el parto y la lactancia; idealmente un **Hospital Amigo del Niño**, o en camino de serlo. Segundo, solicita en el hospital el listado de obstetras que tienen privilegios en ese hospital (de igual manera, puedes solicitar el listado de pediatras).

En el caso de la **partera** (enfermera partera, comadrona), se recomienda que te comuniques con las doulas o educadoras prenatales de tu comunidad, ya que estas por lo general conocen quienes ofrecen estos servicios de parto en el hogar, y te pueden referir a varias.

Visita varios de estos (obstetras y parteras); y entrevístate con ellos (por lo general no cobran esta visita inicial, pero llama antes de hacerlo). No necesariamente te tienes que quedar con el primer obstetra que visites.

Proveedores de servicios prenatales

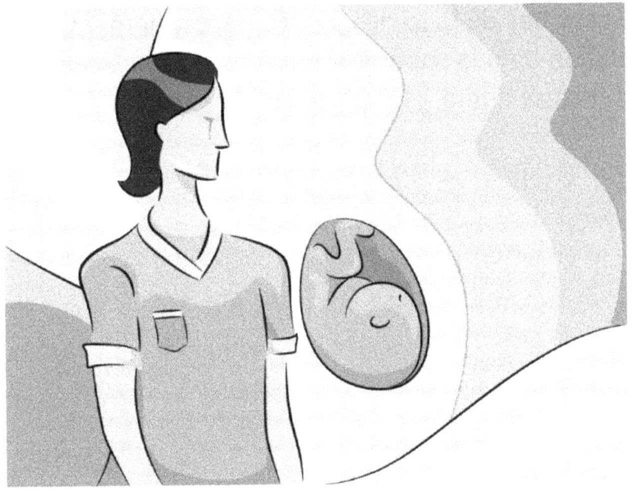

Médico Obstetra: Este es un médico que se especializa en gestación, parto y ginecología. Este puede que atienda solamente a pacientes de **gestación de bajo riesgo**.

Médico Perinatólogo: Este es un médico que se especializa en **gestación de alto riesgo**. La mayoría de las gestaciones no caen bajo esta categoría. Estos por lo general tienen privilegios en aquellos hospitales que cuentan con un área de Intensivo Neonatal (NICU).

Enfermera Partera: Esta es una enfermera que ha obtenido educación y entrenamiento en gestaciones de bajo riesgo. Trabajan bajo la supervisión de un médico obstetra. Se pueden encontrar en prácticas en algunos hospitales como en algunos centros de parto.

Partera: Esta es un profesional que ha sido entrenada en el rol de partera, para tratar únicamente gestaciones de bajo riesgo. No necesariamente trabajan bajo la supervisión médica, y por lo general su práctica se limita a los partos en la casa.

Preguntas que se recomiendan hacerle al médico obstetra o partera

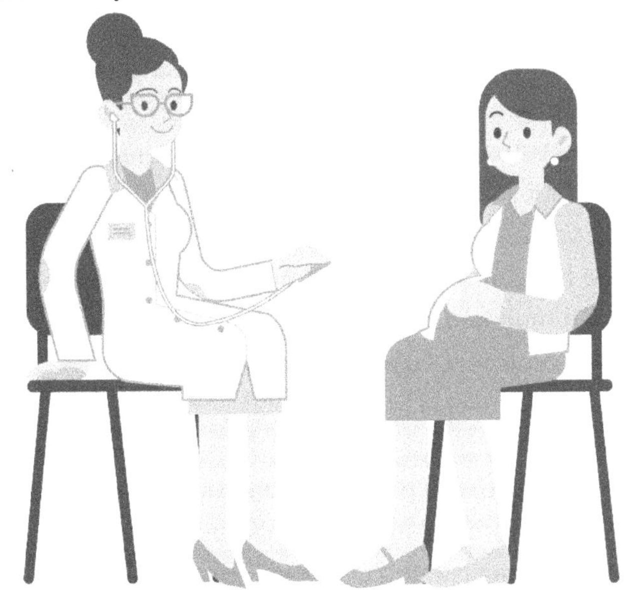

El Instituto Lamaze lanzo una campaña en 2017 llamada ***"Push for Your Baby"*** (***Puja por tu Bebé***), la cual intenta equipar a todas las gestantes con herramientas y recursos, de forma que obtengan el mejor cuidado prenatal, tanto para estas como para sus bebés. Uno de los pasos de esta campaña es el escoger un buen obstetra o partera. El encontrar a la persona correcta para llevar tu cuidado prenatal, trabajo de parto y parto, es una de las mejores decisiones que podrás tomar. Se recomienda que antes de decidirte por un obstetra o partera en particular, visites a varios, de forma que puedas encontrar a esa persona perfecta para ti y tú bebé.

<u>En estas visitas prenatales se recomienda que hagas las siguientes preguntas:</u>

¿Cuál es mi rol en logar un parto seguro y saludable? —Si la madre o persona gestante participa de forma activa en su gestación, trabajo de parto y parto, esta tendrá un mejor resultado, tanto para esta como para su bebé. Tu obstetra o partera tienen mucho conocimiento, pero a menos que haya una relación de antemano, puede ser que no conozcan mucho de ti. Con esta pregunta podrás determinar cómo será tu relación con tu obstetra o partera.

¿Cuáles es el protocolo rutinario que puedo esperar en el parto? —Esta información te ayudara a identificar como tu obstetra o partera visualiza como una rutina necesaria. Mientras que muchas intervenciones pueden parecer ayudar al proceso de parto, la realidad es que muchas pueden hacer del parto uno mucho más difícil y menos seguro. Muchas practicas no necesariamente necesarias lo son: parto por cesárea, epidurales, episiotomía, parto inducido, restringir movimiento, pujo dirigido, separación de gestantes y el bebé.

¿Cómo trabajará conmigo como su paciente para identificar mis necesidades y las de mi bebé? —Cada pareja de gestante y bebé son únicas, y deben tratarse como únicas durante la gestación, trabajo de parto y parto. Como todo en la vida, nadie es perfecto. Hay muchos procedimientos, como los que antes mencione, que no son necesariamente necesarios durante el parto, y en ciertos casos, podrían causar hasta daño. Habla con el médico o partera que situaciones son negociables y cuáles no; y mide sus respuestas. Es bien importante hacer esto temprano en la gestación, de forma que si es necesario, puedas considerar una segunda opción.

¿Cómo se siente si tengo una doula durante el trabajo de parto y parto? —Es una realidad que las enfermeras en el hospital tienen bajo su cuidado muchas más parturientas de las que realmente pueden dar apoyo uno-a-uno. Usualmente se asume que papa tomara ese rol de dar apoyo, pero si no se preparó para el parto, puede ser que no sepa como apoyarte durante este proceso. Es por esto por lo que alguien experimentado en dar apoyo, como lo es la doula, puede ayudarte a manejar el trabajo de parto, y a tomar buenas decisiones. Si el obstetra o partera no está de acuerdo, pregunta cuáles son sus razones para tomar esta decisión.

¿Cuál es su porcentaje de cesáreas? ¿Cuáles son las razones más comunes para hacer cesáreas? ¿Existe alguna razón que vea en mi o en mi bebé que sugiera que yo pudiera ser cesárea? El porcentaje de cesáreas de un obstetra puede decirte mucho sobre su práctica. Y mientras que muchas cesáreas son necesarias para salvar vidas, la mayoría se hacen sin ninguna razón médica valida. La mejor forma de evitar una cesárea innecesaria es teniendo un médico o partera con un porcentaje bajo de cesáreas. No existe ninguna ley que requiera que los médicos compartan esta información; y es por esto por lo que le tenemos que preguntar nosotras directamente. Si su justificación para cesáreas es el alto número de gestantes o gestantes de alto riesgo, pídele que te defina que es para él una mujer o gestante de alto riesgo.

¿Limita la duración del trabajo de parto? ¿Apoyará mi parto aún si este es largo, siempre y cuando yo y mi bebé estemos bien? —Muchos obstetras y hospitales intentan apresurar el proceso de parto, poniendo un límite al tiempo de trabajo de parto y parto. El parto es un proceso intenso, que en ciertos momentos drena a la parturienta. Pero nuestro cuerpo está diseñado para parir. Y por esto, es importante que tengas un obstetra o partera que te dé la oportunidad de que este proceso tome su curso de forma natural. Las **clases de parto** te pueden ayudar a identificar diferentes opciones para ayudar a que el parto progrese.

¿Cuántas veces induce el parto? ¿Cuáles son las razones más comunes para inducir el parto? ¿Hay algo que vea en mi o en mi bebé que sugiera que necesitemos una inducción? —Se nos inculca continuamente que la fecha de parto no es una ciencia exacta. Cada bebé madura diferente. El inducir el parto puede significar que tu bebé no está listo todavía para nacer. Se recomienda inducir el parto solo si es más riesgoso que el bebé continúe en el útero. Estudios científicos demuestran que el riesgo de cada gestante de parir por medio de cesárea se duplica cuando se induce el parto, en especial cuando es su primer parto. La mejor forma de evitar una cesárea es escoger un médico que no use la inducción de parto como rutina. Las clases de parto pueden ofrecerte muchas estrategias para ayudar a que el proceso de parto ocurra
de forma natural.

¿Podre estar móvil durante el proceso de parto, o estaré confinada a una cama? ¿En qué posición daré a luz? —El estar acostada de espalda en una cama (**litotomía**) no es la mejor manera de pasar el trabajo de parto ni el parto...al contrario!!! El caminar, estar móvil, cambiar de posición, hace que el trabajo de parto y parto sean mucho más fácil. El movimiento es una reacción natural y activa de responder al dolor de parto. Cuando llega el momento del pujo, el pujar cuando lo sientas hace el proceso más fácil tanto para ti como para tu bebé. Te sugerimos que consideres un obstetra o partera que te permita estar móvil.

¿Tendré alojamiento en conjunto, o el bebé permanecerá en la sala de recién nacidos? —En muchos hospitales es de rutina separar a la gestante y al bebé; algunos por un corto periodo de tiempo, y otros por toda la estadía en el hospital. Sin embargo, estudios científicos han demostrado que lo mejor para una gestante y bebé saludable es que estos no se separen luego del parto. El contacto piel-con-piel con el bebé ayudará a que el bebé permanezca calientito, llore menos, y facilita la lactancia. El interrumpir, limitar o atrasas este contacto tiene efectos negativos en la relación entre gestante y bebé, lo cual puede causar problemas de lactancia como depresión posparto. Busca un obstetra o partera que apoye que la gestante y el bebé no se separen!!!

Embrión de 4 semanas o 1 Mes

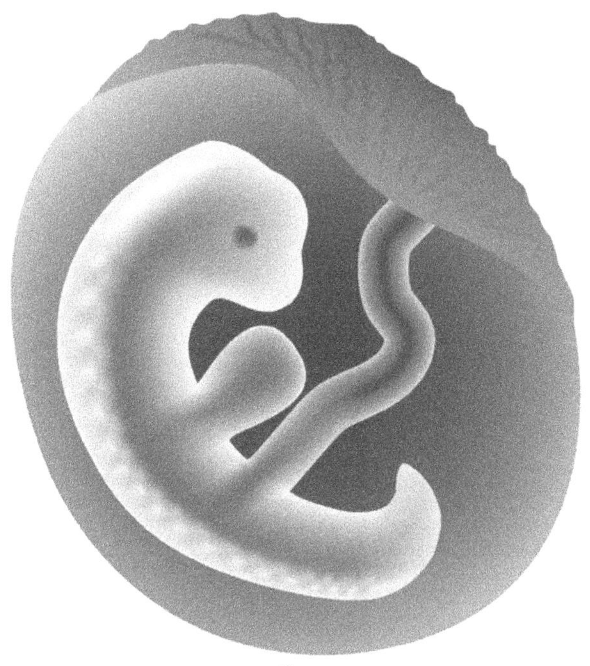

Semana 4 de gestación

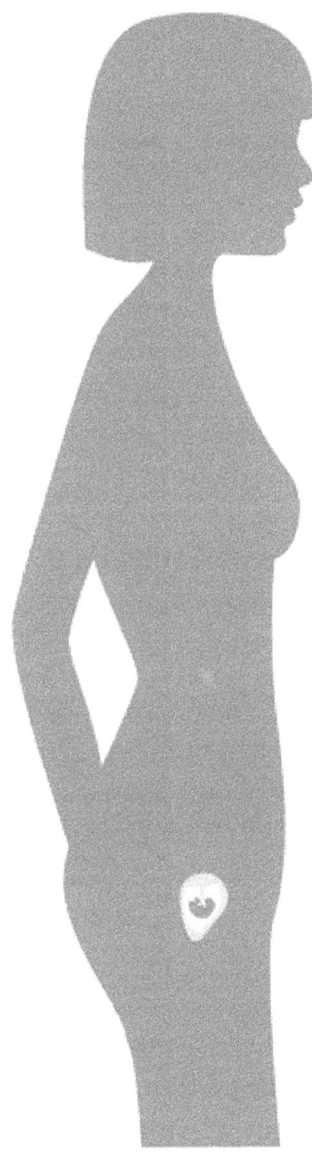

Para la gestante... Si ya te encuentras gestando, puede que comiences a exhibir algunos síntomas temprano de gestación, tales como sensibilidad en los pechos, dolor de cabeza, dolor de espalda, y cólicos parecidos a los que se sienten antes de tener la menstruación. Si ya te ha faltado la menstruación, puedes hacerte una prueba de embarazo casera.

Si la prueba de embarazo da positivo, entonces debes hacer una cita con un **médico obstetra**. Muchos médicos obstetras esperan de 8 a 12 semanas para la primera cita prenatal. Busca un médico obstetra que tenga privilegios en el hospital que deseas dar a luz. Si la prueba de embarazo da negativo, entonces debes esperar una semana más para repetir la prueba. A algunas gestantes les toma de 2 a 3 semanas luego de faltarle la menstruación para que el cuerpo produzca suficiente hormona hCG (**Gonadotropina coriónica humana**).

Tu bebé... Hay tres capas que forman a tu bebé—la ectodermis, la mesodermis y la endodermis. Estas capas formaran los órganos y tejidos de tu bebé. La **ectodermis** formara el sistema nervioso de tu bebé (que incluye el cerebro), la piel, el pelo, las uñas, las glándulas mamarias, las glándulas sudoríficas, y el esmalte de los dientes. La **mesodermis** formara el corazón, el sistema circulatorio, el esqueleto, el sistema conectivo, la sangre, el sistema urogenital, y los músculos. La **endodermis** formara los pulmones, el tracto intestinal, el hígado, el páncreas y la tiroides. En esta etapa se comienzan a formar los brazos y las piernas, pero todavía no se distinguen. La placenta también se está formando y comienza a producir la hormona hCG. Tu bebé es bien pequeño y su tamaño varía de 0.014 pulgadas a 0.04 pulgadas en largo.

Para la pareja... Discute con tu pareja cuándo y cómo desean compartir la noticia del bebé con familiares y amistades. A algunas parejas les gusta compartir las buenas noticias tan rápido se enteran, pero otras prefieren a esperar luego de la primera visita con el obstetra. Una sugerencia es que trates de ir a todas las visitas prenatales que te sean posibles y compartir esta experiencia con tu pareja.

Molestias comunes de la gestación

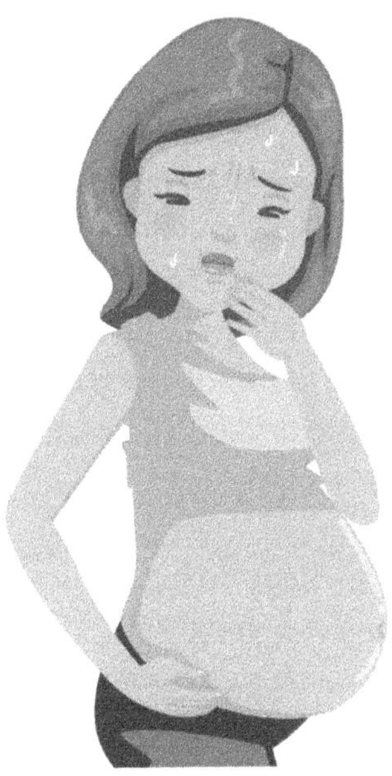

Los cambios hormonales de la gestación, junto con el crecimiento del útero, pueden causar diferentes síntomas en la persona gestante. Mientras que para algunas estos síntomas no son muy fuertes, para otras estos síntomas pueden ser difíciles y severos. La mayoría de las molestias y síntomas de la gestación son "normales"; sin embargo, en algunas ocasiones, estos pueden ser señal de alerta.

Mala barriga—Las náuseas y vómitos suelen ser la molestia más común de la gestación; en especial durante los primeros tres meses. Usualmente esta molestia se va o disminuye ya para el segundo trimestre (o las 14 semanas de gestación). Las malas noticias es que a algunas les da la mala barriga los 9 meses (aunque no es lo más común).

Sensibilidad en los pechos—Las hormonas que se producen durante la gestación hacen que los pechos se sientan más sensibles, en especial entre la sexta y octava semana de gestación. Algunas hasta notan un cambio en peso y tamaño de los pechos. Ya para la semana 16 de gestación esta sensibilidad suele haber disminuido.

Fatiga—Durante el primer y tercer trimestre de gestación, es normal sentirse fatigada y cansada. Esto ocurre debido a que el cuerpo experimenta cambios físicos para preparar que el bebé se desarrolle; y la persona gestante se prepare para la lactancia y crianza.

Ganas de orinar frecuente—Cuando estamos en gestación, circula más líquidos y sangre por nuestro cuerpo; y por esto, nuestros riñones trabajan aún más. Por otra parte, el peso del útero hace presión sobre la vejiga, haciendo que se sientan ganas de orinar más frecuentemente. Esto es más común durante el primer y tercer trimestre.

Acidez—Esta molestia es más común durante el segundo y tercer trimestre de gestación. Ocurre debido a la presión que hace el útero sobre el estómago; causando que la comida suba por el esófago, causando acidez.

Sudor y calentura—Las hormonas, el volumen mayor de sangre circulando por el cuerpo, y la ganancia de peso hace que la temperatura corporal aumente, haciéndonos sentir calentura y sudor, en especial en las noches.

Dolor de cabeza—Debido a las hormonas del embarazo, junto con la fatiga, la azúcar baja en la sangre, y el estrés; los dolores de cabeza suelen ser una molestia común durante la gestación.

Estreñimiento y gases—Debido a la gestación, los alimentos consumidos se mueven más lento a través de los intestinos, de forma que el cuerpo absorba más nutrientes. Esto junto al peso que hace el útero sobre los intestinos hace que las gestantes padezcan de estreñimiento y de gases.

Visión—El cambio hormonal, junto con el líquido adicional en el cuerpo de la gestante, puede hacer que la visión se afecte; desde visión borrosa, cambio en los parpados, ojos resecos, irritación o molestia con los lentes de contacto, etc. Por lo general esto es "normal", y se va una vez el bebé nace.

NOTA: Aunque la mayoría de estas molestias son "normales" durante la gestación, siempre es importante mencionárselos a su médico o partera, para que se descarten condiciones como alta presión o diabetes.

La mala barriga

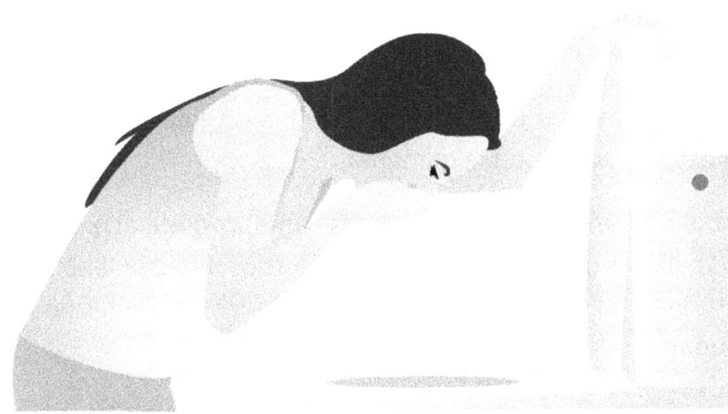

Un 50% de las gestantes experimentaran algún tipo de **mala barriga**. Para algunas serán las náuseas, el jaleo y la acidez. Para otras serán las náuseas, el jaleo, la acidez más los vómitos. Añádele a esta lista el repente asco a algunas comidas, el olfato súper sensitivo, y un estomago que se revuelca de nada. A algunas les da por la mañana, a otras por la tarde, y en el peor de los casos...por la mañana y la tarde. Nadie sabe la causa de la mala barriga, aunque se cree que está relacionado a las hormonas de la gestación, espacialmente a la hormona hCG (**Gonadotropina coriónica humana**), la **progesterona**, y el **estrógeno**.

Adjunto algunas ideas y consejos populares para tratar las molestias de la mala barriga y que te puedas sentir un poco mejor:

- Antes de acostarte, come algo alto en proteínas—esto te ayudará a mantener tu nivel de insulina estable y evitar las náuseas y mareos en la mañana.
- Por la mañana, antes de salir de la cama, comete al menos dos galletas de soda. Unos cuantos sorbos de agua, bebida carbonatada de limón o de jengibre (ginger ale) bien frías, ayudan a calmar las náuseas.
- Evita alimentos de olor fuerte, ya que tienden a causar más nauseas.
- El jengibre, ya sea en galletas, te, o en bebida (ginger ale) ayuda a calmar las náuseas.
- Existen unos brazaletes de acupuntura que calman las náuseas mientras los usas.
- Haz comidas pequeñas en lugar de grandes.
- El oler productos mentolados ayudan a calmar las náuseas.
- Come lo que el cuerpo te pide, si te cae bien y no lo vomitas es mejor que nada.
- Duerme lo suficiente. Por lo general el sueño ayuda a evitar las náuseas.
- Considera el uso de productos naturales para la mala barriga, como los "***Pregnancy Pops"***, hechos de aceites esenciales, 100% natural, recomendado por los médicos.

Los síntomas de mala barriga por lo general son comunes durante el primer trimestre, aunque a unas pocas gestantes o gestantes les dura durante toda la gestación. Si es posible, evita manejar un auto, ya que la mala barriga puede interferir con tu habilidad de manejar. En el auto, la casa o el trabajo, mantén cerca una bolsa plástica o un zafacón. Si tuviste que vomitar, algo que te hará sentir mejor es el lavarte la cara con agua fría al igual que hacer varias respiraciones profundas.

Ya que la pasta de dientes puede aumentar las náuseas, considera utilizar pastas dentales de niños con sabores suaves, al igual que un cepillo de dientes con cerdas suaves. También refresca luego del vómito las mentas para el aliento o los papelitos de gelatina impregnados con enjuague bucal.

De tus síntomas de mala barriga incluir vomito excesivo, pérdida de peso, no poder casi ni comer, o hemorragia retinal, olfato sumamente sensitivo, mal sabor en la boca, temblores, dificultad para leer y estreñimiento, entonces tu condición se conoce como ***Hiperémesis Grávida***. Muchas de las gestantes que experimentan este tipo de mala barriga necesitan ser hospitalizadas para poder tratarlas.

El tratamiento para la hiperémesis grávida puede incluir:

- Hidratación intravenosa (suero)
- Brazaletes de acupuntura
- Tratamiento de acupuntura con un profesional
- Medicamentos por prescripción médica

Semana 5 de gestación

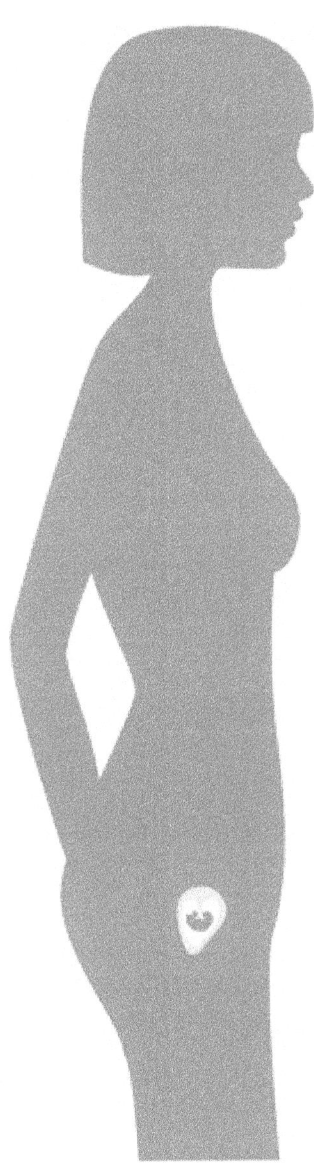

Para la gestante... Todavía no se te nota muchos cambios de que estas gestando. Quizás comiences a notar síntomas como la mala barriga. Alrededor de 50% de las gestantes experimentan la mala barriga en esta etapa. Si todavía no lo has hecho, no esperes más y haz una cita con un médico obstetra.

Tu bebé... Para que tengas una idea, tu bebé en esta etapa parece más un renacuajo que un bebé humano (descripción que dan muchos médicos). El corazón de tu bebé comienza a latir a un ritmo más estable y se comienzan a formar sus ojos y oídos, al igual que su esqueleto. Tu bebé es bastante pequeño en esta etapa, midiendo alrededor de ¼ de pulgada.

Para la pareja... Comienza a compartir con tu pareja las tareas de la casa. Puede ser tan sencillo como barrer, mapear, pasar la aspiradora, sacar la basura o lavar los trastes.

Alimentos que evitar durante la gestación

Alimentos crudos
Bebidas cafeinadas con moderacion
Azucares con moderacion
Bebidas alcoholicas
Alimentos enlatados con moderacion
Comidas rapidas o chatarra con moderacion
milk
Huevos crudos o leche sin pausterizar
margarina
azucar y sal con moderacion

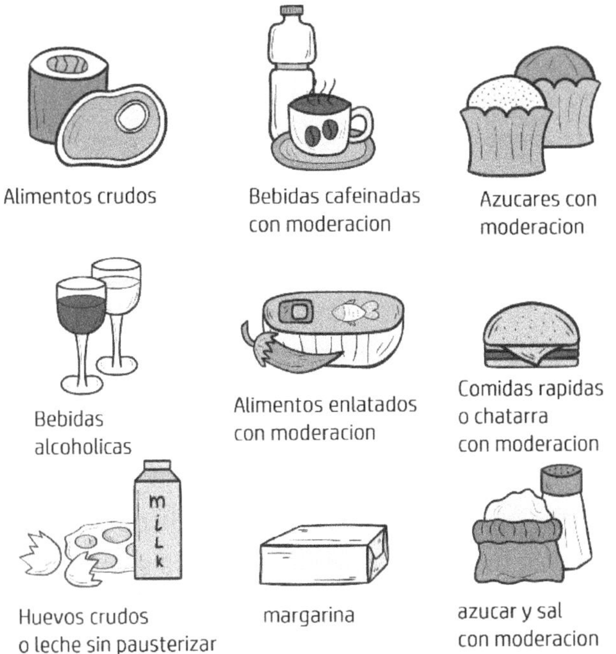

Las Guías Nutricionales para los Estadounidenses recomiendan que toda gestante evite cualquier alimento que no esté pasterizado, tales como la leche, quesos y jugos. Otros alimentos que también se deben evitar lo son las carnes poco cocidas o crudas, pescado crudo, ostras y mejillones crudos, huevos crudos, como también los germinados crudos, ya que se necesita la cocción de estos alimentos para “matar” a bacterias y parásitos que pueden causarle daño al feto.

Se recomienda que si uno compra cortes de carne en un delicatesen (jamón, pastrami, etc.) esta sea recalentada. De la misma forma, toda fruta y vegetal fresco debe ser bien lavado antes de consumirlo.

La FDA (*Food and Drug Admininstration*) recomienda a toda gestante o gestante, que esta ingiera una gran variedad de pescados pequeños (sardina, chillo, tilapia, etc.) en lugar de pescados grandes como tiburón, pez espada, marlín, atún, etc. Estos es debido a que, como estos tienden a ser pescados más "viejos" y grandes, estos acumulan niveles más altos de mercurio.

Por otra parte, debido a que el valor nutricional del pescado sí es necesario para el desarrollo del cerebro y de la vista del bebé en desarrollo, se recomienda que uno ingiera alrededor de 12 onzas de pescado a la semana.

Semana 6 de gestación

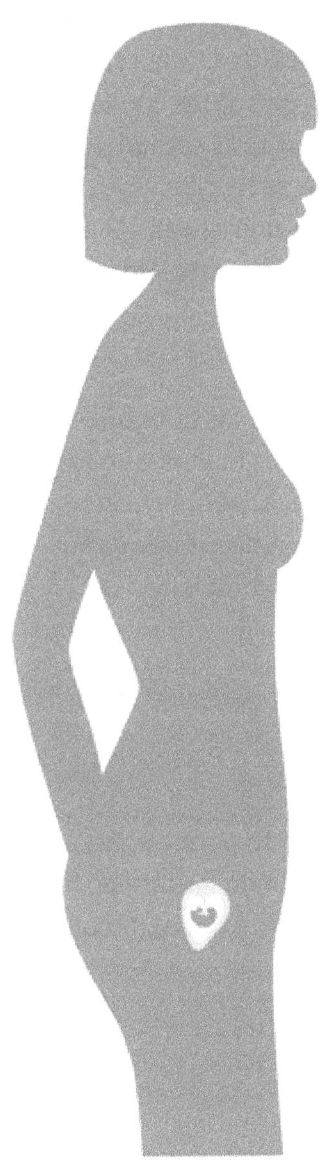

Para la gestante... Algunas gestantes ya notan que han ganado algo de peso, mientras que otras sienten que al contrario, han perdido peso. También puede que notes cambios en los pechos, como sensibilidad, oscurecimiento de la areola, e hinchazón. Algunas gestantes comienzan a experimentar acidez estomacal, lo cual es común durante esta etapa de gestación. A algunas se les dificulta, por la mala barriga, tomarse las vitaminas prenatales. Si este es tu caso, trata de tomarlas con comida o antes de irte a la cama a dormir.

Tu bebé... Ya ha comenzado a formarse los pulmones, la mandíbula, la nariz y el paladar. En las manos y en los pies se ha comenzado a formar los deditos, pero estos todavía se encuentran unidos entre sí. El cerebro continúa su desarrollo, formando sus partes más complejas. Un ultrasonido ya puede percibir el latido del corazón de tu bebé. Tu bebé mide en estos momentos alrededor de ½ pulgada (1.27 centímetros).

Para la pareja... Puedes ayudar a que tu pareja sobrepase el periodo de mala barriga compartiendo las tareas de la cocina, como cocinar (u ordenar comida fuera), limpiar la cocina, o ir de compras.

Ganancia de Peso durante la gestación

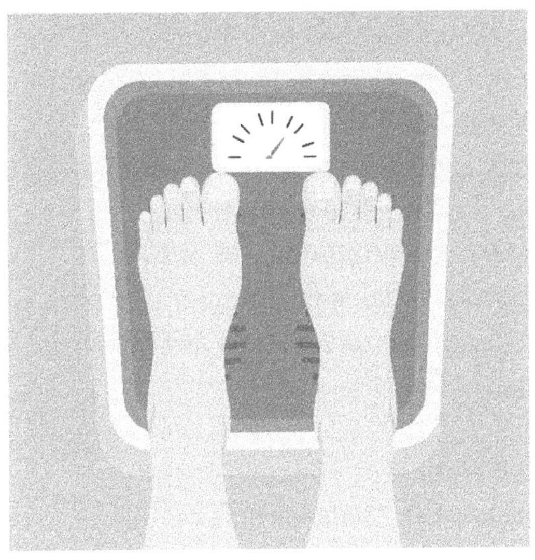

El ganar peso durante la gestación es un proceso tanto natural como saludable. El peso que tú ganas durante la gestación ayuda a crear un bebé saludable, ayuda a mantenerte a ti saludable y te ayuda para un futuro en la lactancia. Es por eso por lo que durante la gestación no se recomiendan ningún tipo de dieta de pérdida de peso.

Entonces, ¿cuánto peso es saludable ganar durante la gestación? Pues esto dependerá de varios factores. Por ejemplo, aquellas personas que previo al gestación estaban bajo peso, estas se les recomienda ganar más de peso que aquellas personas, que por el contrario, estaban sobrepeso. Igual, si tú tienes menos de 20 años, la ganancia de peso que se recomienda es ganar el peso máximo recomendado para la gestante.

Por otra parte, la etapa en que aumentas de peso durante la gestación es tan importante como cuanto peso ganes. La mayoría de las gestantes no aumentan mucho de peso durante el primer trimestre. Una ganancia de peso entre las 2 y 5 libras (1.000 kg y 2.200 kg) es lo más recomendable. Aun cuando el bebé es bien pequeño, su máximo desarrollo es durante este trimestre. Es por esto por lo que el alimentarse bien durante este primer trimestre es tan importante. Luego del primer trimestre (y por el resto de la gestación) se recomienda una ganancia normal de 1 libra a la semana.

Una ganancia de peso gradual es una señal de un gestación normal y saludable. Si ganas más de 1 libra (0.500 kg) semanal, habla con tu médico para que este te refiera a una **nutricionista**.

Semana 7 de gestación

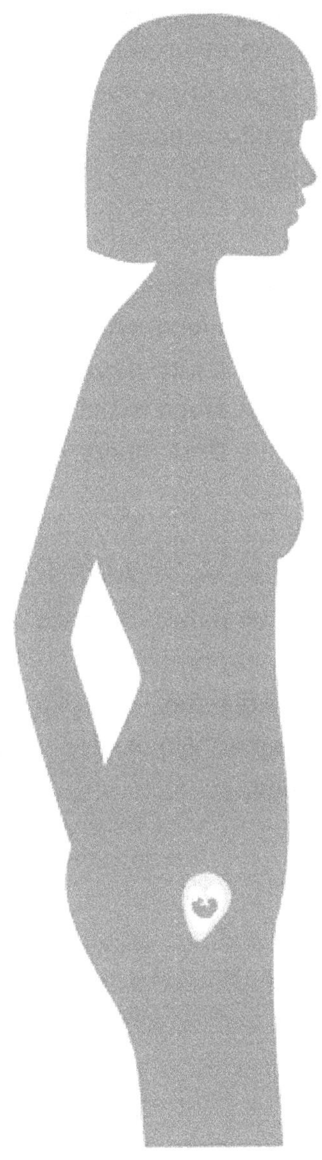

Para la gestante... Lo más seguro todavía nadie note que te encuentras en gestación. Puede que hayas ganado un poco de peso, pero si tienes mala barriga, lo más seguro es que hayas perdido peso. Ya para la séptima semana de gestación alrededor de un 70% de las experimentan algún síntoma de mala barriga, la cual es causada por el aumento de hormonas en el cuerpo.

Tu bebé... En esta etapa el embrión ha comenzado a formar todos los órganos esenciales en su pequeño cuerpecito. Ya se pueden notar los codos y los dedos, y el tronco se empieza a enderezar. En esta etapa tu bebé mide ¾ de pulgada (1.78 centímetros) y pesa menos que una aspirina.

Para la pareja... Conversa con tu pareja a ver cuáles visitas médicas considera que tú la debes acompañar. Algunos acompañan a sus parejas a todas las citas prenatales, mientras que otros solo acompañan a las citas importantes, como las de los sonogramas. No olvides apuntar las citas médicas en tu agenda.

La primera visita prenatal

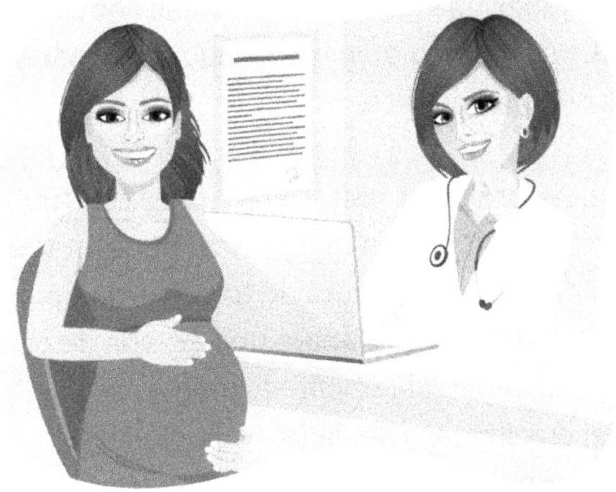

Quizás para cuando estés leyendo esto, de seguro ya has asistido a tu primera visita prenatal. De no haberlo hecho, te recomendamos que saques una cita con tu médico obstetra lo más pronto posible.

La primera visita con el obstetra tiende a ser mucho más extensa que las visitas subsiguientes, ya que es durante esta visita donde se hacen el mayor número de exámenes. Es muy posible que tú obstetra te envié a hacerte una prueba de sangre para certificar que estás embarazada; al igual que otra serie de laboratorios. Luego, puede que te haga un examen físico completo, donde puede incluir un examen pélvico y de tus órganos reproductivos. Es una práctica común que se te tome la presión arterial y se tome nota de tu ganancia de peso.

Luego de estos exámenes es común que tu médico saque el tiempo para tener una entrevista personal contigo para discutir el historial médico tuyo y el de tu familia para así establecer tu historial médico.

Por lo general, las próximas visitas prenatales con tu médico obstetra serán mucho más cortas. Durante todas las visitas se estará tomando nota de tu ganancia de peso, de tu presión arterial y se te tomará una prueba de orina. Algunos médicos miden el tamaño del útero para asegurarse del crecimiento del bebé, y de que este se esté desarrollando apropiadamente. También se le escucha los latidos del corazón del bebé.

Aparte de estos exámenes de rutina, puede que tu médico te envié a hacerte otros exámenes prenatales tales como el **ultrasonido** o la **amniocentesis**.

Por último, aprovecha cada visita para hacerle preguntas a tú doctor. Es apropiado preparar una lista de antemano.

Feto de 8 Semanas o 2 Meses

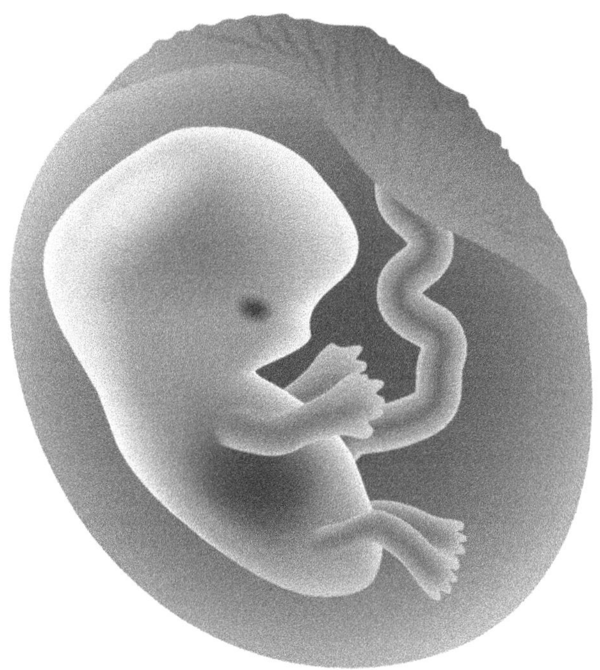

Semana 8 de gestación

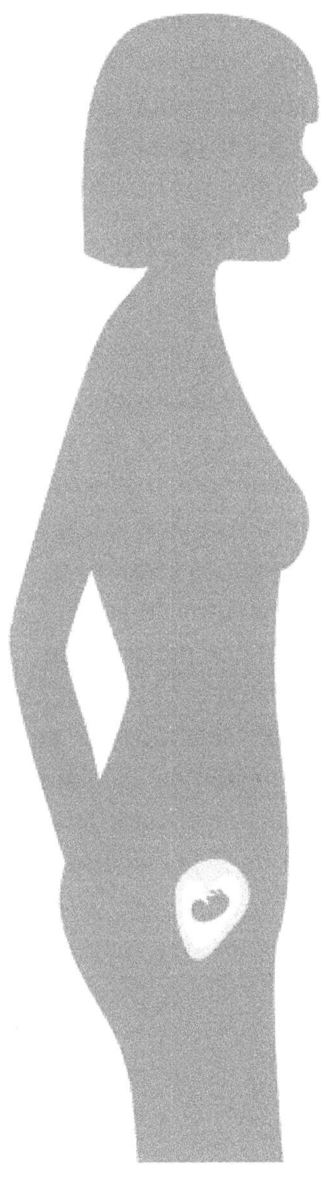

Para la gestante... Aun cuando por fuera no se noten los cambios de la gestación, por adentro de tu cuerpo ha habido muchos cambios. Por ejemplo, antes de concebir tu útero era del tamaño de tu puño; pero ahora lo más seguro es del tamaño de una toronja. También habrás notado que tus pechos están más sensitivos que antes. Esto es completamente normal, ya que tus pechos se preparan para la **lactancia**. Otro cambio que ha ocurrido es en cuanto al volumen de tu sangre, el cual ha aumentado entre un 40 a un 50%.

Ya para esta semana lo más seguro estarás visitando a tu obstetra por primera vez. Es normal que la primera visita al obstetra se encuentre entre la semana 8 y 12 de gestación (contando desde tu último periodo menstrual).

Durante esta etapa de la gestación, algunas gestantes desarrollan piel grasosa y comienzan a sufrir de acné. Mientras que los productos que contienen peróxido de benzol son considerados seguros durante la gestación, los productos que contienen acido silícico "*salicylic acid*" se consideran contraindicados para las gestantes. Si tienes alguna duda sobre la seguridad de cualquier medicamento durante la gestación, es mucho mejor que lo discutas con tu médico.

Tú bebé…Todo lo que está presente en un humano adulto está presente en el pequeño embrión. Los oídos continúan formándose, tanto interno como externamente. Los huesos también se han comenzado a formar, y ya los músculos se pueden contraer. Los dedos de las manos y los pies comienzan a alargarse, pero todavía continúan unidos. Las facciones de la cara de tu bebé continúan madurando. La punta de la nariz está presente y los parpados están más desarrollados. Ya el embrión comienza a perder su pequeña cola, y su cuerpecito comienza a enderezarse. Mientras que ya el sexo de tu bebé está determinado, todavía sus genitales externos están en formación, y todavía no se pueden ver. El embrión se encuentra en la fase final de su periodo de embrión, y a partir de este momento comienza su periodo fetal. El embrión en este momento mide 1 pulgada de largo y es del tamaño aproximado de una habichuela.

Para la pareja…Si tienen mascotas, es mejor que durante la gestación seas tú el que esté al cuidado de estas. Se recomienda que toda persona gestante evite cambiar la caja del gato, ya que existe el peligro de que contraiga **toxoplasmosis**. De igual forma, es mucho mejor que seas tú el que compres los alimentos para las mascotas, ya que las latas y bolsos de comida suelen ser bastante pesados.

Seguridad de los procedimientos de belleza rutinarios durante la gestación

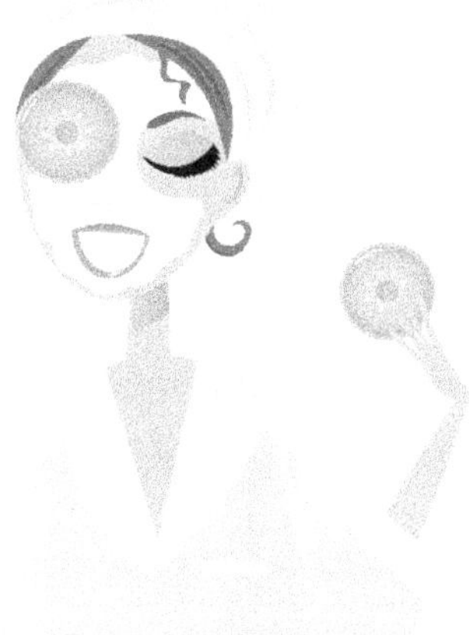

Electrolisis durante la gestación-A muchas durante la gestación les comienza a crecer más vellos debido a las mismas hormonas de la gestación. Es preferible que uno espere hasta luego de la gestación para tratar estos vellos (lo bueno es que la mayoría se van por si solos luego del parto). Sin embargo, sí es seguro hacerse electrolisis en la cara durante la gestación. En otras áreas, como el abdomen, el área del bikini, o el pecho, se debe esperar hasta luego del parto.

Blanquearse los vellos del cuerpo—No hay evidencia medica de si estos químicos afectan o no al feto. Sí se sabe que estos químicos entran al torrente sanguíneo de la gestante, y por consecuencia, al bebé. Se puede minimizar el riesgo lavando el área antes de aplicar el producto con agua fría. Esto hace que los poros se hagan más pequeños. De igual forma, el área donde se trabaja debe estar bien ventilada, y se debe limitar el tiempo en que el producto este sobre la piel.

Blanquearse los dientes—Se recomienda que la gestante espere hasta luego de la gestación para blanquearse los dientes.

Teñirse el cabello—Se recomienda que la gestante espere hasta el segundo trimestre de gestación para teñirse el cabello. Otras alternativas a teñirse pueden ser los rayitos, ya que este procedimiento evita que el químico este en contacto con el cuerpo cabelludo, reduciendo la exposición hacia el químico.

Permanente—Por lo general, el pelo no responde bien a los permanentes durante la gestación.

Ceras depilatorias—Debido a que una no absorbe la cera a través de la piel, no habría ningún peligro. Sin embargo, ya que hay más sangre fluyendo por nuestra piel, está más sensitiva, haciendo la depilación mucho más dolorosa.

Faciales—Mientras que los faciales son seguros para la gestación, hay que tener en cuenta que la piel es más sensitiva.

Manicura—La exposición a químicos durante una manicura es mínima. Sin embargo, se recomienda evitar el salón de uñas durante el primer trimestre de gestación. Lo mismo seria con las uñas acrílicas. Lo que sí se recomienda que eviten las horas de mucha congestión en el salón, para disminuir la exposición a químicos.

Envolturas de algas—Las envolturas con algas no son recomendadas durante la gestación, ya que estas alzan la temperatura del cuerpo, lo cual podría causar defectos de nacimiento; como también podría causar deshidratación, lo cual a su vez lleva al útero irritable y contracciones.

Tatuajes—Una gestante no se debe tatuar. Primero que nada a que debido a los cambios en la piel, el tatuaje puede cambiar luego de la gestación. Otra razón es el riesgo de infecciones como hepatitis B, hepatitis C y HIV.

Camas para broncearse—Estas tienen el riesgo de sobrecalentarse, aumentando la temperatura del cuerpo, lo que puede causar defectos de nacimiento y deshidratación, lo cual a su vez lleva al útero irritable y contracciones. Por otra parte, no se recomienda que las gestantes se acuesten sobre la espalda por periodos largos de tiempo, ya que restringe el flujo de sangre hacia el corazón y hacia el bebé. Por último, el exponerse a rayos ultravioletas durante la gestación predispone a la gestante a las manchas en la piel (**cloasma**), que tienden a aparecer en la cara y en los brazos durante la gestación.

Lociones para auto broncearse—Estas se pueden usar durante la gestación, ya que el tinte se queda en la superficie de la piel, y no le hace daño al bebé.

Baños calientes—Las gestantes o personas gestantes no se deben bañar en una temperatura del agua de más de 100 grados Fahrenheit (37.7 Celsius), ya que la alta temperatura puede sobrecalentar el cuerpo, e interferir con el ritmo del corazón, ya su vez, reducir el flujo de sangre hacia el útero. El exponerse a altas temperaturas pone al feto bajo estrés, e interfiere con su desarrollo.

Aro en el ombligo—A la vez que el vientre crece, el aro en el ombligo puede convertirse en algo bien doloroso. Mientras que algunas nunca se quitan el aro del ombligo durante la gestación, otras lo sustituyen por un aro plástico (para mantener la perforación abierta), mientras que otras se quitan el aro por completo. Todo dependerá de cómo tu cuerpo y el área reaccionan al gestación. Sin embargo, no se recomienda que te hagas una perforación durante la gestación, debido mayormente, al riesgo de infección.

Cita con el Obstetra—Semana 1 a la 8

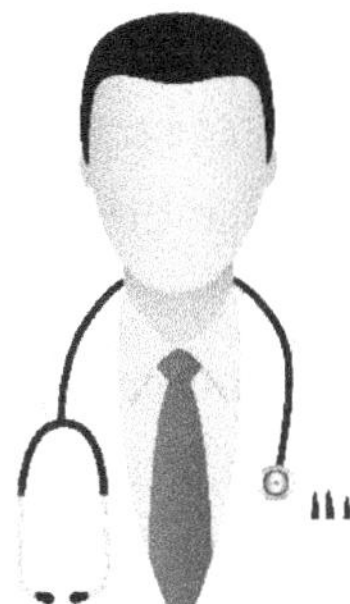

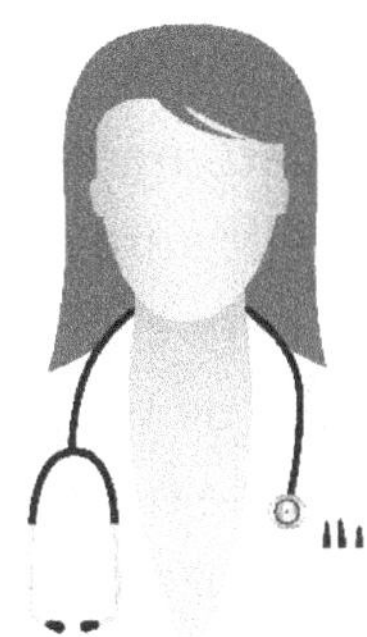

Tan pronto sepas que te encuentras en gestación, programa una cita con un médico obstetra. Aún si confirmaste tu gestación con una prueba casera, es muy posible que tu médico quiera confirmar la gestación con una prueba de sangre. Muchas no confirman su gestación hasta alrededor de la sexta semana, así que probablemente su primera cita prenatal sea entre la semana 8 y la 12.

En esta primera cita el médico te tomará todo tu historial médico e historial familiar, a la vez que discutirá contigo todas las dudas, preguntas y preocupaciones que tengas. Es por eso por lo que se te recomienda que lleves una lista con tus preguntas contigo a esa primera cita. La primera cita prenatal por lo general es la más larga. Si no tomaste vitaminas prenatales desde antes de concebir, es posible que tu médico te recomiende una.

En esta primera cita tu médico también te hará un examen físico el cual también incluye un examen pélvico. También te hará una prueba de PAP (**Papanicolau**) para el cáncer cervical. También te enviara unos exámenes de sangre de rutina para determinar tu tipo de sangre, el factor Rh, y si estas o no deficiente en hierro. También se buscan anticuerpos para el sarampión alemán y para enfermedades de transmisión sexual tales como la sífilis. Dependiendo de tu historial médico y raza, puede que te envié estudios para otras condiciones. Ya en esta primera visita el médico determina tu fecha aproximada de parto.

El factor Rh negativo en la gestante

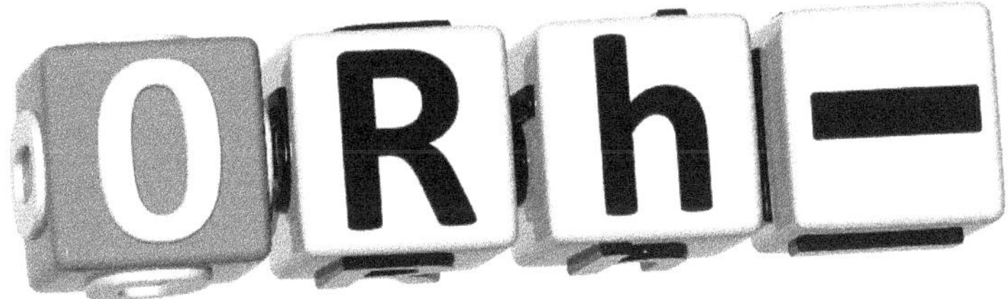

Por lo general, en la primera visita prenatal a tu médico, este te envía al laboratorio a hacer varias pruebas de sangre, una de ellas en especial, para conocer tu tipo de sangre. Existe (4) tipos de sangre: A, B, AB y O. Y este puede ser positivo o negativo. El negativo es el factor Rh. Este indica que uno no tiene cierta proteína en la capa de los glóbulos rojos (la mayoría de las personas son Rh positivo).

Si la gestante es Rh negativo y su pareja es Rh positivo, se considera este un **gestación de alto riesgo**, ya que existe el riesgo de que el bebé sea RH positivo como el padre. Si el bebé es Rh positivo en una gestante Rh negativo, el cuerpo de la gestante comenzará a tratar al bebé como un objeto extraño, y comenzará a crear anticuerpos para atacar la sangre del bebe. El bebé a su vez podría tener problemas como hemolisis, ictericia, anemia, fallo cardiaco, estrés respiratorio, y muerte fetal (todo esto si no es atendido de forma adecuada).

Sin embargo, siempre que la gestante lleve un cuidado prenatal apropiado, cualquier complicación puede ser prevenida. Como prevención, se le da a la gestante o gestante una serie de inyecciones de **Rhogam** para prevenir cualquier problema. Las inyecciones de Rhogam no permiten que los anticuerpos entren a la sangre del bebé. Toda gestante o gestante Rh negativo cuya pareja sea Rh positivo debe recibir la inyección de Rhogam aproximadamente a las 28 semanas de gestación, y luego del parto.

Anemia durante la gestación

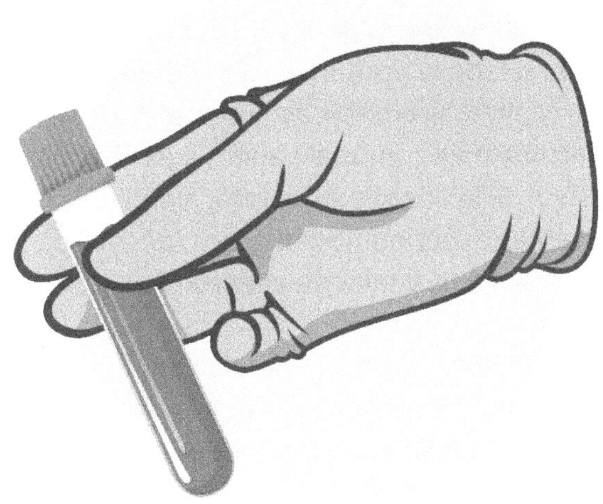

La anemia es una condición que ocurre cuando no hay suficiente hierro en la sangre. El hierro es un mineral importante, ya que ayuda a crear la hemoglobina; que a su vez es parte de los glóbulos rojos que transporta oxígeno a todos los órganos de nuestro cuerpo.

Durante la gestación, la cantidad de sangre de la gestante aumenta en un 50% para poder apoyar el crecimiento de su bebé. Como resultado, el cuerpo de la gestante comienza a producir más sangre a un nivel más rápido de lo usual. En ciertos casos, la necesidad para el hierro es mayor que la que se encuentra almacenada en las reservas del cuerpo, y de ahí el resultado es anemia. Aproximadamente un 20% de las gestantes padecen de anemia.

La mayoría del tiempo no nos damos cuenta de que estamos anémicas. Como la anemia es tan común entre las gestantes, es por esto por lo que los médicos envían a hacerse pruebas de laboratorio para ver los niveles de hierro en la sangre desde la primera visita. Por lo general, estas pruebas se repiten alrededor de la semana 28 de gestación. El síntoma más común de anemia es el cansancio excesivo. Si la anemia es severa, algunas gestantes o gestantes experimentan mareos, desmayos, latidos irregulares, palidez, y falta de aliento.

Por lo general los médicos tratan la anemia con suplementos de hierro. Se recomienda que se ingiera el suplemento de hierro con las comidas, ya que ingerirlo por si solo puede causar nauseas. Por otra parte, se debe evitar ingerirlo con leche, ya que el calcio previene que el cuerpo absorba el hierro. Se recomienda que se tomen los suplementos de hierro con algún fuete de vitamina C, como el jugo de china o jugo de toronja.

Si tus niveles de hemoglobina no están muy bajos como para necesitar la suplementación vitamínica con hierro, muchos médicos recomiendan consumir una dieta rica en hierro.

La mejor fuente de hierro proviene de los alimentos que consumimos:

- Carnes rojas
- Hígado
- Granos secos
- Tofu
- Frutas secas (pasas, ciruelas, albaricoque)
- Vegetales de hojas verdes (brécol, espinaca)
- Harinas enriquecidas con hierro (pan, pasta, cereal)
- Huevos

Es normal que los suplementos de hierro te hagan evacuar de color oscuro (aún negro). Esto ocurre ya que el color negro es el hierro que no es absorbido por el cuerpo. Esto de ninguna manera es peligroso. También es común que el hierro ocasione estreñimiento, y en algunos casos, diarrea.

Semana 9 de gestación

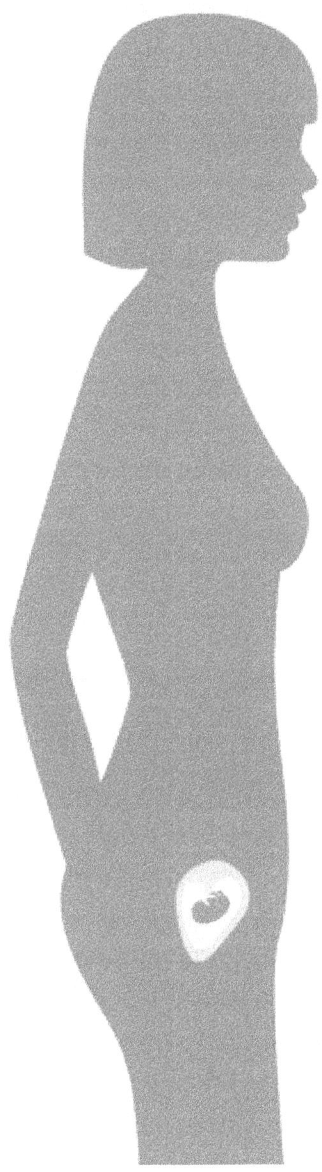

Para la gestante... Lo más seguro todavía no se note que estas en gestación para las otras personas, pero ya tú has visto los cambios del embrazo en tu cuerpo. Quizás estas experimentando un cambio de humor, o quizás sientas más acidez, o quizás te sientas llena de gases. Todo esto son malestares normales de la gestación.

Si tienes más de 35 años o tienes un historial de enfermedades genéticas, se te recomienda considerar la visita con un genetista.

En esta etapa de la gestación puede que te sientas más fatigada. Esto puede ser causado por los cambios hormonales junto con la dificultad en dormir en las noches y la mala barriga.

Tu bebé... Tu bebé está ganando rápidamente de peso. Ya se ve como una personita, ya que su colita de embrión ya desapareció. Los parpados están completamente formados, pero están completamente unidos (todavía no los puede abrir y cerrar). Los parpados los volverá a abrir a las 28 semanas. Todas las coyunturas de tu bebé, como las rodillas, codos, hombros, tobillos y muñecas están funcionando, y le permiten al bebé moverse dentro del saco amniótico. El corazón de tu bebé comenzó a latir desde el día 24, pero ahora su corazón ya se dividió en las 4 cavidades, y las válvulas han comenzado a formarse. Tu bebé ya puede hacer un puño, como también puede comenzar a chuparse el dedo. En estos momentos tu bebé es del tamaño de una uva, midiendo 1 ½ pulgada (3.81 centímetros).

Para la pareja... Trata de crear en el hogar un ambiente tranquilo y relajado. Reemplaza las bombillas por unas menos brillantes. Ayuda a recoger y organizar la casa en preparativo para el bebé.

Seguridad en el trabajo durante la gestación

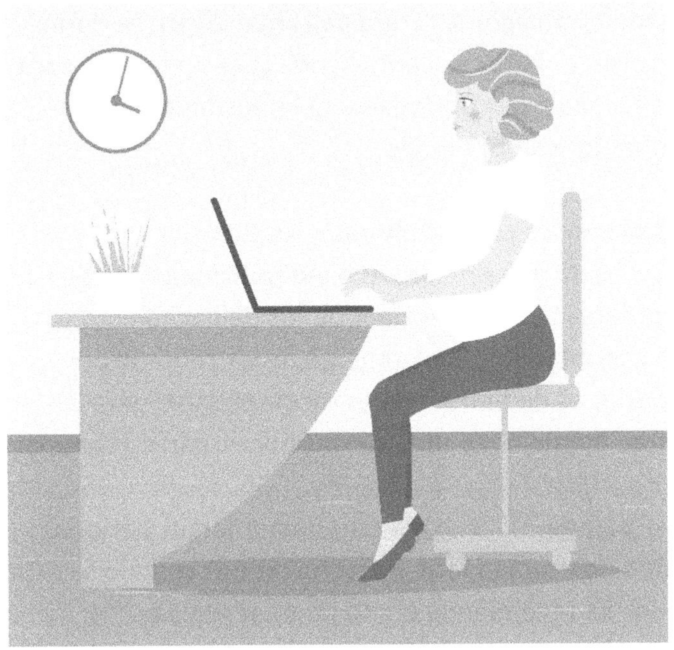

Para la mayoría de las gestantes es seguro continuar trabajando durante la gestación. Sin embargo, el mismo gestación presenta muchos obstáculos para la gestante, tales como las náuseas, la fatiga, el dolor de espalda, los pies hinchados, etc. La clave para mantenerte productiva y saludable en el trabajo durante la gestación es conocer como aliviar las molestias comunes de la gestación; como también conocer que situaciones en el trabajo no son apropiadas.

Fatiga en el trabajo—La fatiga es la señal que nos da el cuerpo que nos tomemos un descanso, lo cual no es nada fácil cuando trabajamos. Trata de tomar cortos periodos de descanso, y siempre acepta ayuda cuando te la ofrezca. Aprende a como dar prioridad a lo importante y como trabajar mejor con tu tiempo.

Seguridad con las computadoras—No hay ninguna evidencia hasta el momento que indique que el uso de las computadoras puede ocasionar daños de nacimiento o abortos espontáneos. Sin embargo, estar sentado por largos periodos de tiempo no es recomendable para las gestantes. Lo mejor es cada ciertas horas, parar y caminar.

Trabajar parada—El trabajar parada por largos periodos de tiempo no es nada fácil; y mucho menos cuando se está gestando. Se recomienda el uso de unas medias especiales (que vienen para tratar las venas varicosas) que proveen compresión en las piernas para que estas no se hinchen (edema). Vienen unas fajas especiales para las gestantes, que apoyan el abdomen, y redistribuyen el peso del vientre. Como el estar parada por mucho tiempo tiende a bajar la presión sanguínea, se recomienda que tomes tiempo para sentarte cada vez que puedas.

Seguridad al usar la fotocopiadora—Las fotocopiadoras de hoy en día no traen ningún riesgo a la gestante, si esta la usa ocasionalmente.

Levantar cosas en el trabajo—Mientras que hay unos posturas especiales donde la gestante puede levantar cosas del suelo, no se recomienda este levantando artículos pesados durante la gestación.

Exposición a tóxicos en el trabajo—Si tu trabajo consiste en exponerte a sustancias toxicas, es mejor que te tomes un tiempo libre durante toda la gestación, ya que esto puede ser dañino para ti y tu bebé.

Estrés en el trabajo—El estrés no es bueno para nadie, y menos para la gestante. El estrés puede llevar al parto prematuro, como también puede causarle estrés al feto.

Semana 10 de gestación

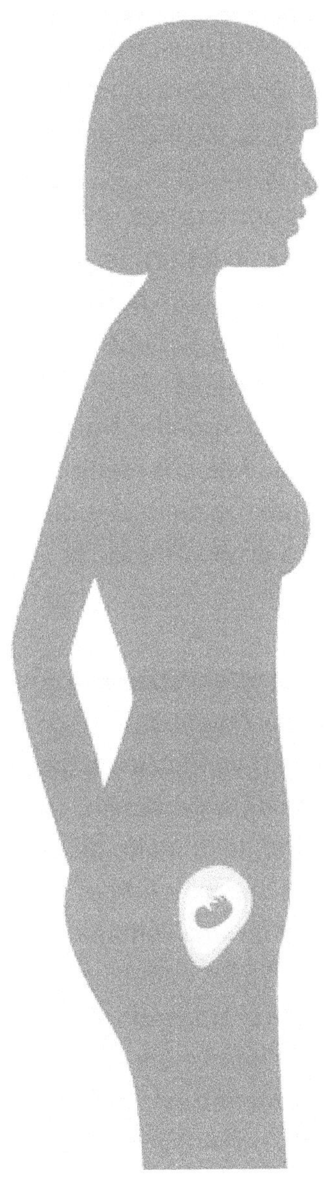

Para la gestante... Tu útero continúa en crecimiento, pero lo más seguro todavía no se te note la gestación. Puede que ya hayas compartido la buena noticia de tu gestación; pero puede que todavía estés esperando ajustarte tú misma a la idea. Tu segunda visita al obstetra es entre las semanas 12 y 16. Durante esta visita tu obstetra puede enviarte a hacerte un sonograma o ultrasonido, permitiéndote así ver a tu bebé por primera vez. Puede que tu médico discuta contigo acerca de los primeros movimientos del bebé. Estos se sienten como burbujitas, o aleteos de mariposas. Algunas sienten a su bebé moverse tan temprano como a la semana 14. En esta cita discute con tu médico acerca de qué actividades físicas son apropiadas en tu situación individual. Muchos médicos recomiendan caminar y nadar, ya que son ejercicios de bajo impacto que se pueden hacer a través de todo la gestación.

Tu bebé... Este es el periodo donde el feto comienza a crecer y a madurar. La mayoría de los órganos vitales (riñones, hígado, cerebro, y pulmones) ya funcionan, pero continuarán madurando por el resto de la gestación. La cabeza de tu bebé constituye la mitad del tamaño de su cuerpo, y se ve abultada en el frente, permitiendo así el crecimiento y desarrollo cerebral. Ya en esta semana se comenzarán a ver las uñas y el pelo. Ya los dedos no se encuentran unidos. Tú bebé esta activo, tragando líquido amniótico y pateando a todo dar. Tu bebé mide aproximadamente 2 pulgadas 5.8 centímetros), y es del tamaño de un limón; su peso es de ¼ onza (8 gramos).

Para la pareja... Si el médico da el visto bueno, puedes hacer ejercicios con tu pareja de forma regular. Piensen que ejercicios o actividades físicas pueden hacer juntos...caminar, nadar...lo importante es que pasen tiempo juntos.

Cómo dar la noticia de que van a tener un bebé

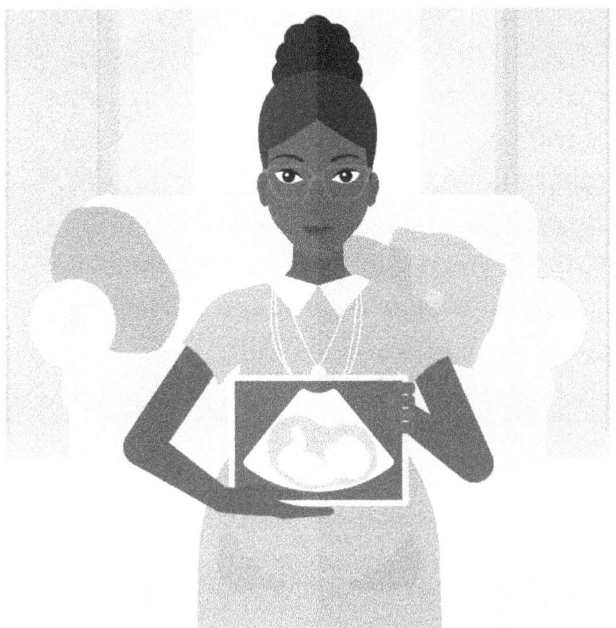

Esta no es una noticia que se da todos los días, así que no es tan simple como anunciar *"Voy a ser papá!!!"* o *"Voy a ser mamá!"*.

Algunos se lo anuncian a sus seres más cercanos mostrándole una foto de un sonograma o ultrasonido. Esto es tremenda idea!!! Sin embargo, hay que tener en cuenta que la mayoría de las veces estos procedimientos se llevan a cabo a la semana 12...así que tendrás que guardar el secreto por muuuuuchoooo tiempo!!!

Otros deciden anunciarlo con motivos que están a la venta como camisetas, gorras, tazas decorativas con motivos como "Futuro Papá", "Voy a ser Padre", "Futuro Abuelo",

"Futura Madre", "Futura Abuela"...y si no las hay en las tiendas de tu comunidad, usa tu imaginación y crea una.

Mientras, otros prefieren hacer una celebración de este gran evento, invitando a los familiares y amistades cercanos a cenar a la casa, y allí les dicen la sorpresa a todos. O si quieren hacerlo más excitante aún, envíen a hacer un plato con el mensaje "Vamos a ser padres" de forma que al levantar el plato o cuando se termine de comer se encuentren con la SORPRESA!!!

Estoy segura de que con un poco de imaginación, pueden hacer de este momento algo muy especial!!!

Semana 11 de gestación

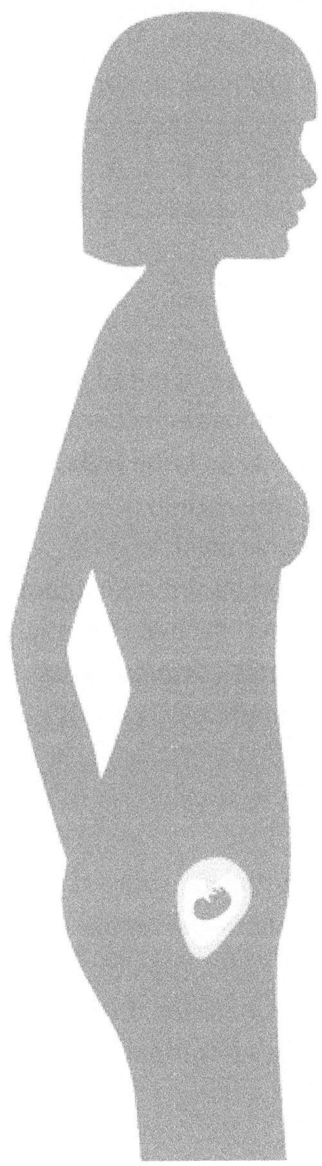

Para la gestante... Es probable que todavía no se noten muchos los cambios físicos en ti en cuanto al gestación. Algunas notan cambios en su pelo y sus uñas, ya que estas aceleran su crecimiento durante la gestación. Si estas sufriendo de mala barriga en estas primeras semanas de gestación, es muy probable que hayas perdido peso en lugar de ganarlo. No te preocupes, ya que es muy normal que la mayoría de las gestantes ganen tan solo 3 a 4 libras durante el primer trimestre.

Tu bebé... La cabeza de tu bebé constituye la mitad del tamaño de su cuerpo. Ya todos los dedos se encuentran separados para esta semana. La piel de tu bebé todavía es transparente, pero sus huesos han comenzado a endurecerse. Los genitales externos ya están casi completamente formados, y en un par de semanas sabrás si estas esperando un nene o una nena. Tu bebé es muy activo, aun cuando todavía no lo sientas. Este mide alrededor de 2 ½ pulgadas (6.3 centímetros) y pesa ½ onza (14 gramos).

Para la pareja... Comienza a leer información sobre la gestación, parto, lactancia y crianza de forma regular. Esto le hace saber bien claro a tu pareja de que estas bien interesado en la gestación y en tu futuro bebé. Esto también les da la oportunidad a ambos a compartir las felicidades juntos.

Los cambios en nuestra piel y en nuestro cabello durante la gestación

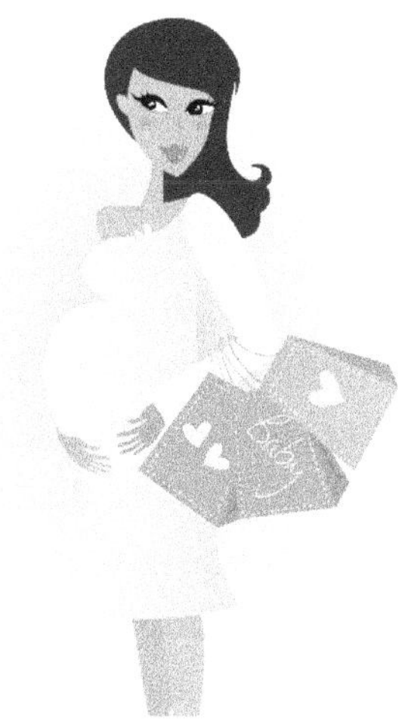

Si estas gestando, ya habrás notado que las hormonas de la gestación afectan todos los aspectos de nuestras vidas, incluyendo hasta nuestra piel y nuestro cabello. Lo más seguro te sientes como si volviste a la adolescencia, con una piel grasosa, y con un pelo inmanejable.

Cloasma o melasma—La famosa "mascara de la gestación". Esta "mascara" aparece como una marca más oscura que va desde la frente, los pómulos, sobre los ojos y sobre la nariz. Para el colmo, la máscara se oscurece si nos exponemos al sol. Es de suma importancia que utilices protector solar (SPF 30 o más) siempre que te expongas al sol...aún en días nublados, ya que en muchos casos la "mascara de la gestación" puede convertirse en permanente.

Acné—Si eres de las que le sale un "barrito" siempre que está en menstruación, lo más seguro notarás una erupción de acné durante la gestación. Es importante que mantengas la piel bien limpia. Pero es importante también que evites la tentación de utilizar medicamentos para el acné, ya que estos pueden hacerle daño a tu bebé.

Línea negra—Esta es literalmente una línea negra que se extiende desde el ombligo hasta el área genital, la cual por lo general aparece tarde en la gestación. Esta línea es causada por los cambios hormonales que ocurren durante la gestación, y por lo general se va luego del parto. No hay nada que puedas hacer para prevenirla...así que disfrútate el caminito.

Estrías—Estas son las medallas de honor de todas aquellas que les hayan salido en la gestación. Estas les salen a algunas personas de forma que la piel pueda estirarse para acomodar al bebé en crecimiento. Comienzan a aparecer como unas líneas rojas en áreas como el estómago, los pechos, las caderas, y las nalgas. Luego del parto se vuelven de color platinado. Por desgracia, una vez salen no hay mucho que podamos hacer. Sin embargo, para disminuir el riesgo de que salgan, vienen unos productos especiales que aumentan la elasticidad de la piel para prevenir que salgan las estrías. También es recomendable que durante la gestación, ganes peso lentamente, y no te pases de 30 libras (13 kilos).

Verrugas—A muchas les aparecen verrugas en el cuello, en los pechos y en las axilas. Estas son causadas por las hormonas de la gestación, y lo peor es que no se van luego del parto. Sin embargo, estas se pueden remover fácilmente por un dermatólogo.

Cabello—La gestación afecta el cabello de cada una de nosotras de forma diferente. Para algunas, el cabello se le pone más seco; para otras, el cabello se le pone con más vida y más volumen; y para otras, el cabello pierde todo el volumen, o se le cae por mazos.

Feto de 12 Semanas o 3 Meses

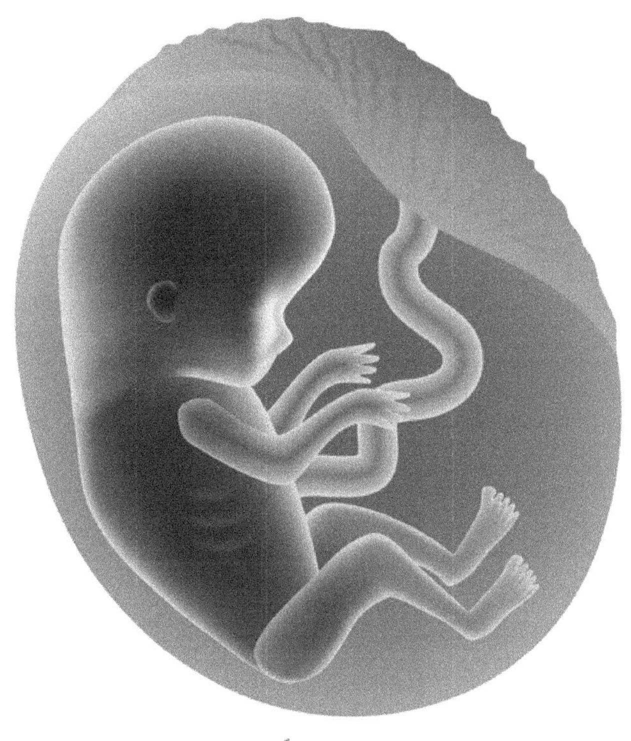

Semana 12 de gestación

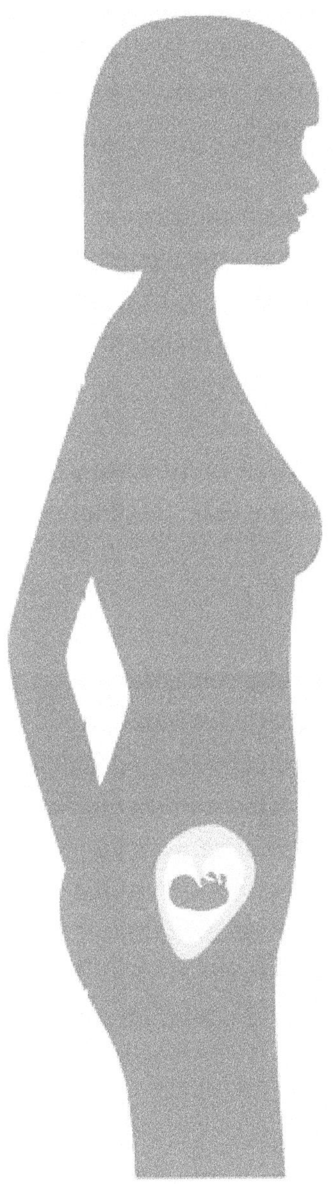

Para la gestante... Tu útero ha continuado creciendo, y ya tu obstetra puede sentirlo en la parte baja de tu abdomen. Puede que todavía no necesites ropa de maternidad, pero definitivamente ya la ropa regular te queda apretada. Sin embargo, si este no es tu primer gestación, de seguro ya te encuentras usando ropa de maternidad.

También habrás notado que tu piel está cambiando, como por ejemplo, el oscurecimiento de la areola, y parchos en la cara y cuello. A estos se le conoce como la máscara de la gestación o **cloasma**. Estos parchos normalmente desaparecen o se aclaran luego que des a luz.

Ya es tiempo de que te comiences a fijar en tu dieta y te asegures de que tanto tu como tu bebé están recibiendo todos los nutrientes que necesitan.

Tu bebé... Durante esta semana tu bebé comenzara a desarrollar una apariencia más normal—sus ojitos se acercan más y más, y sus orejas se colocan en su posición final. Los intestinos han crecido tan rápidamente que se extienden hasta el cordón umbilical. Los riñones ya pueden secretar orina, y el sistema nervioso continúa madurando. El bebé ya puede haber comenzado a desarrollar sus reflejos, como el instinto de succión. Tu bebé mide alrededor de 3 pulgadas (7.3 centímetros) y pesa 1 onza (28.3 gramos).

Para la pareja... Debido a que el cuerpo de tu pareja está pasando por tantos cambios a la vez, lo más seguro es que se le dificulte hacer las cosas que antes hacía con facilidad. Muéstrale que te interesa su bienestar...dale un masaje en los pies o en la espalda antes de irse a dormir. Usa su loción favorita para hacer este momento más especial.

Cita con el Obstetra—Semana 9 a la 12

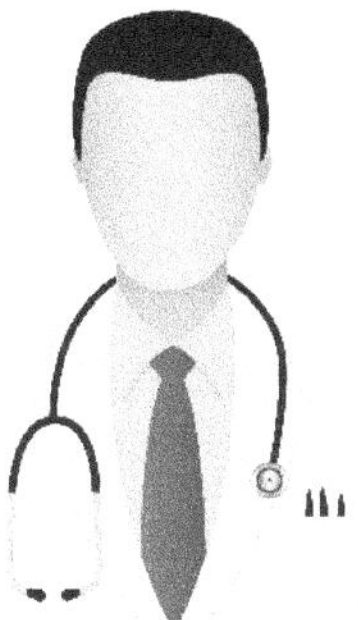

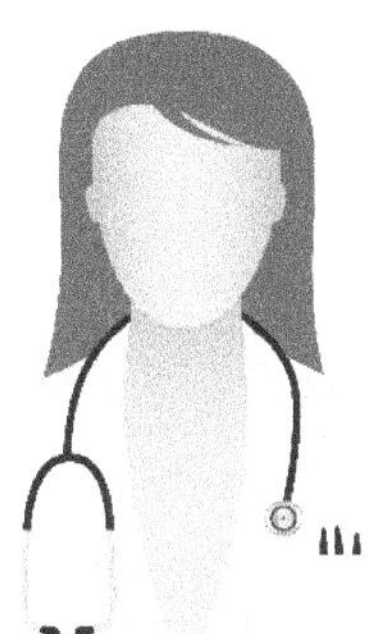

Esta segunda visita prenatal es mucho más corta que la primera, donde ya están establecidos los protocolos de exámenes y seguimientos que tendrás en las visitas subsiguientes de ahora en adelante. Tu doctor por lo general examinará tu abdomen para sentir la parte superior de tu útero, te tomarán el peso y la presión arterial, se te hacen pruebas de orina para determinar azúcar, proteínas o síntomas de infección; se te examinan las extremidades en búsqueda de hinchazón o retención de líquidos y se te examina la hemoglobina para la anemia.

Puede que para esta segunda cita tengas síntomas relacionados al gestación como el estreñimiento, picor en la piel, acidez, o indigestión. Puede que tu doctor discuta contigo los próximos exámenes a seguir tales como la prueba de alfa-feto-proteína, amniocentesis o un examen prenatal para desordenes genéticos si tu historial familiar así lo requiriese.

Cuidado dental durante la gestación

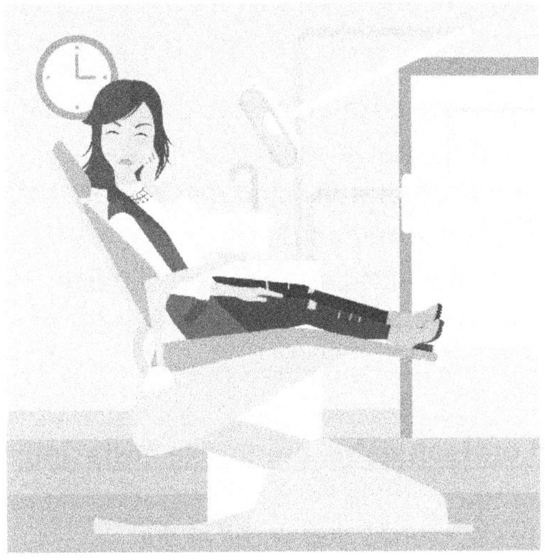

La gestación es el momento más importante para prestarle atención especial a los dientes y a las encías. Esto es debido a que las hormonas de gestación tienden a exagerar los problemas dentales.

Es por esto por lo que muchas gestantes desarrollan **gingivitis** durante la gestación (una enfermedad de la encía). La gingivitis, causada por la placa que permanece en los dientes, irrita las encías, estas se ponen rojas, hinchadas y sangran con facilidad (en especial cuando uno se cepilla los dientes).

Uno puede prevenir estos problemas al asegurarse de limpiarse bien el área de la encía. Todos los procedimientos dentales, tanto los preventivos, los de rutina, y los de emergencia, son compatibles con la gestación (siempre con el visto bueno de tu médico, y con algunas modificaciones). Es importante que tu dentista conozca sobre tu gestación antes de hacerte cualquier procedimiento.

La salud dental es importante para un gestación saludable, ya que estudios demuestran que la salud oral de la gestante o gestante puede afectar la salud de su bebé. Estudios sugieren que la enfermedad de las encías conocida como **periodontitis** está asociada con el parto prematuro, y con el bajo peso al nacer de los infantes.

Pasos para una salud oral saludable durante la gestación:

- Cepíllate los dientes al menos dos veces al día
- Usa hilo dental al menos una vez al día
- Consume una dieta saludable y balanceada
- Visita a tu dentista durante la gestación

Habla con tu dentista y déjale saber si...

- Tienes algún cambio en tu higiene oral
- Medicamentos que estas tomando
- Tiempo de tu gestación
- Si tu gestación es de alto riesgo

Visitas al dentista durante el primer trimestre—debes visitar a tu dentista durante el primer trimestre para limpieza. En esta visita tu dentista puede revisar tu condición oral, y hacerte un plan dental para el resto de tu gestación.

Visitas al dentista durante el segundo trimestre—durante el segundo trimestre puedes visitar a tu dentista para una limpieza, y evalúe cualquier cambio oral. Dependiendo de la condición oral, se puede hacer otra visita en el tercer trimestre.

NOTA: El mejor momento para hacerse cualquier tratamiento dental es entre el cuarto y sexto mes de gestación. Todo procedimiento electivo puede ser pospuesto hasta luego del parto.

Placenta previa

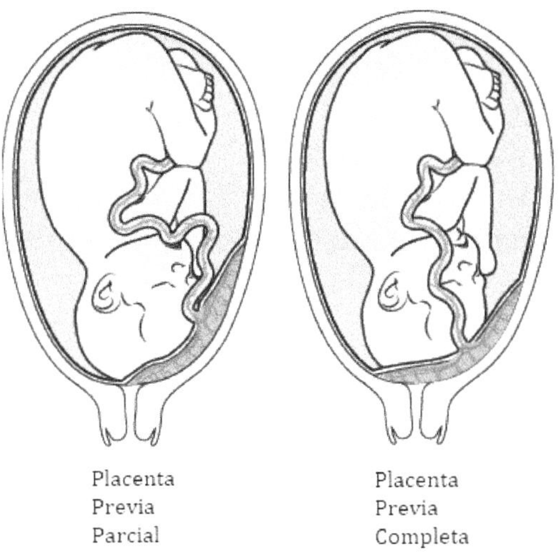

Placenta Previa Parcial

Placenta Previa Completa

Se conoce como placenta previa cuando la placenta se encuentra en la parte baja del útero, cubriendo parte o toda la cérvix. Cuando al placenta se encuentra cubriendo la cérvix, hay mayor riesgo de desprendimiento de placenta. Usualmente la señal de que la placenta se encuentra en la parte baja del útero es sangrado; aunque muchas veces no hay síntomas, y se descubre a través de ultrasonido.

Cuando la placenta se encuentra previa, esto significa que al cubrir la cérvix, está cubriendo la salida del bebé al canal de parto. Debido a esto, la personas con placenta previa deben parir por medio de cesárea (usualmente se programa la cesárea alrededor de la semana 37 de gestación). Si el sangrado es abundante, usualmente se programa la cesárea aún antes, para salvaguardar la salud del bebé y de la gestante.

Por lo general, si se diagnostica con placenta previa se recomienda:

- Evitar las relaciones sexuales
- Evitar levantar objetos pesados
- Evitar el ejercicio y actividades físicas
- Descanso en cama
- Hospitalización para dejar a la gestante bajo observación
- Descanso

Semana 13 de gestación

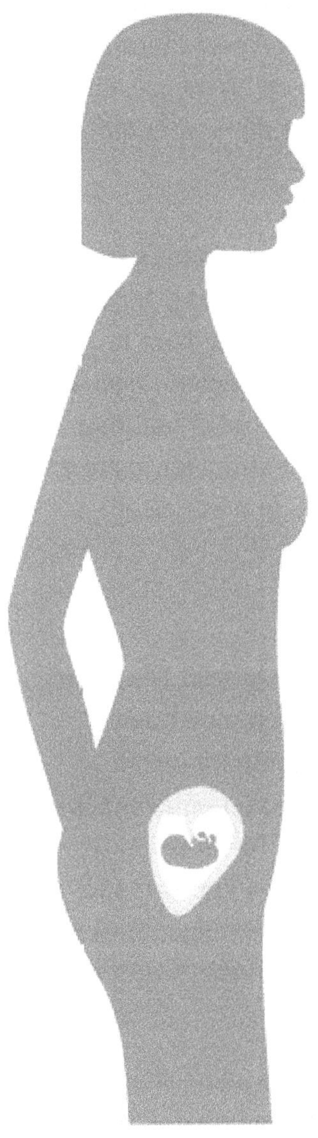

Para la gestante... Quizás todavía no te has adelantado a comprar ropa de maternidad, pero de seguro ya tuviste que reemplazar tu antigua ropa con tallas más grandes. A algunas le aparecen las estrías durante esta etapa en el abdomen, los pechos, las caderas o en las nalgas. Puede que ya se te haya ido o se te esté yendo la mala barriga, pero todavía queda la molestia de la acidez.

Ya ahora tus pechos están mucho más grandes y se sienten más llenos. Esto es debido a que las glándulas mamarias se están comenzando a preparar para la lactancia. También habrás notado que comenzaron a notarse las venas en tus pechos. Durante el segundo trimestre es cuando el **calostro** comienza a formarse en tus pechos. Esta es la primera leche que es rica en propiedades anti infectivas.

Tu bebé... Ya la cabeza de tu bebé es tan solo 1/3 de su cuerpo. Ya los deditos de tu bebé contienen huellas dactilares. Ya los riñones y el tracto urinario están funcionando por completo, lo cual permite que el bebé orine el líquido amniótico que traga. Tu bebé se encuentra cubierto por un vello suave y fino llamado **lanugo**. Tu bebé mide alrededor de 3 ½ pulgadas (8.8 centímetros) y pesa alrededor de 1 ¼ onza (36 gramos).

Para la pareja... Llénale el tanque de gasolina al auto de tu pareja. Quizás pienses que esto es una bobería, pero los gases de la gasolina no son buenos ni ara la gestante ni para el bebé.

Ya es tiempo de que compres el sostén de lactancia

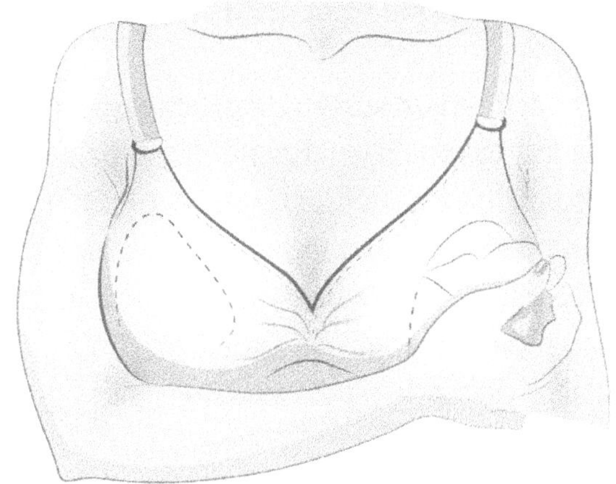

Tu cuerpo va a través de varios cambios durante la gestación. A la vez que tu barriguita va creciendo, tus pechos también. La necesidad de mayor soporte en los pechos durante la gestación, tanto de día como de noche, tanto a la gestante como a la lactante.

La mayoría encuentran que el mayor cambio es en el crecimiento de los pechos, los cuales por lo general se ponen un tamaño más grande durante la gestación. Los sostenes casuales y de moda no ofrecen el mismo soporte que necesitan los pechos de una gestante o lactante. Tampoco los sostenes casuales ofrecen aperturas especiales para extraer el pecho durante la lactancia.

Entre el sexto y octavo mes de gestación es el mejor momento para comprar los sostenes de lactancia, generalmente porque ya para esta etapa el crecimiento del seno se estabiliza.

Se recomienda que adquieras un mínimo de 3 sostenes de maternidad o lactancia, de modo que siempre utilices un sostén limpio, tanto para el día como para la noche.

Es mucho mejor invertir en un sostén de calidad que en los sostenes económicos, ya que a la larga no pasan de una lavada. Hablando del cuidado del sostén, es preferible que lo laves a máquina en el ciclo delicado, y si es posible lo tiendas a secar. De esta forma te durara por mucho más tiempo. Es mucho mejor lavarlos con agua fría, con detergente regular, y sin cloro ni aditivos especiales.

Semana 14 de gestación

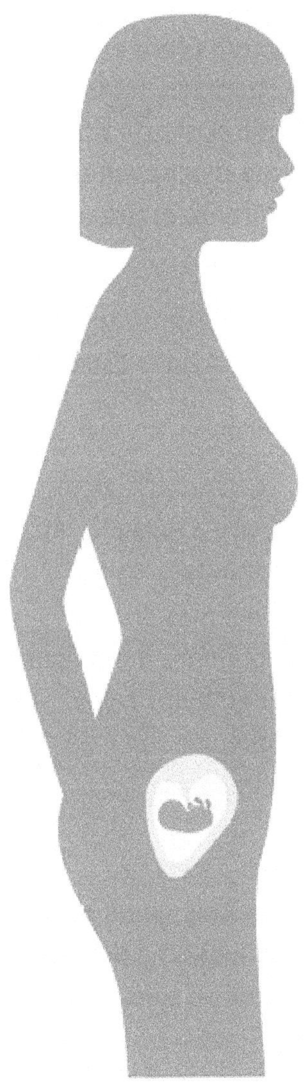

Para la gestante... Ya la ropa de maternidad parece ser inevitable...muchas posponen comprar ropa de maternidad usando ropa de la pareja o usando gomas para agrandar la cintura de las faldas y pantalones. Los cuerpos de cada una de nosotras respondemos diferente al gestación...algunas tienden a verse gestantes o más barrigonas antes que otras. Por lo general, si este no es tu primer gestación, tu gestación se notará mucho antes. Es común que te sientas malhumorada durante esta etapa de la gestación.

También habrás notado que te han comenzado a aparecer lunares, quizás hasta por primera vez en la vida. Estos están relacionados al gestación.

Tu bebé...tu bebé mide aproximadamente 4 pulgadas (10 centímetros) y pesa unas 2 onzas (56 gramos). Ya los bracitos han comenzado a crecer y se ven más en proporción con su cuerpo. El hígado comienza a producir bilis y ya la sangre comienza a producir glóbulos rojos. El crecimiento de su cerebro le permite que use sus músculos faciales para hacer diferentes gestos.

Para la pareja... Ya habrás notado que tu pareja se encuentra cansada todo el tiempo. Permítele que duerma una siesta cuando llegue del trabajo, o si es ama de casa, puedes sorprenderla cuando despierte de su siesta haciendo tú la cena.

Cómo mantenerse a la moda durante la gestación

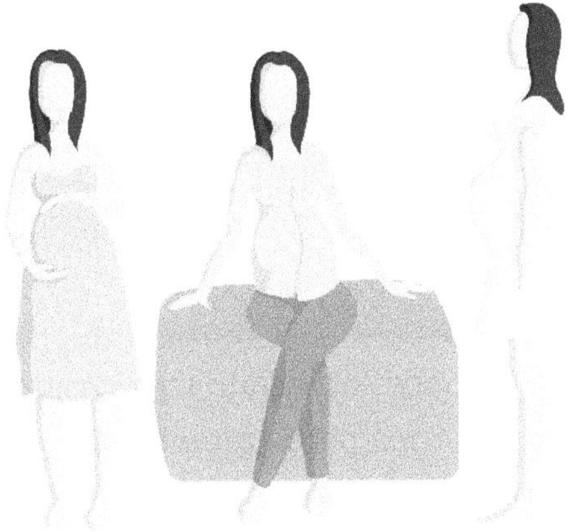

Puede que te estés preguntando... ¿tendré algo para ponerme con esta barrigota? ¿Habrá algo que me ayude a sentirme bella y glamorosa? Pues con unos pequeños ajustes a tu ajuar te podrás sentir como una bella gestante.

Escoge estilos que atraigan la atención hacia tus brazos y piernas, de forma que balanceen tu preciosa barriga. Las camisas y trajes sin mangas te alargan el cuerpo y te crean una silueta. Las camisas con escote ayudan a demostrar tu nueva figura (especialmente para las que antes no teníamos nada).

El traje negro es un clásico, aún en la gestación. Te hace ver más delgada, y va con todo. Acompáñalo con un fabuloso collar, unos aretes magníficos, y un par de tacos anchos (no demasiado altos) ...sin olvidar una cartera que haga a las otras morirse de envidia.

No temas usar ropa de antes de quedar en gestación. Los tejidos de algodón por lo general se estiran lo suficiente para combinarlos con estilos diseñados para las gestantes. Termina tu atuendo al acentuar tus mejores rasgos. Enfatiza tu ojo con sombra, tus labios con brillo, y hazte tu peinado favorito.

Si vas a un evento formal, entonces no vendría mal visitar una boutique especializada en ropa para gestantes o quizás una tienda para tallas más grandes.

Semana 15 de gestación

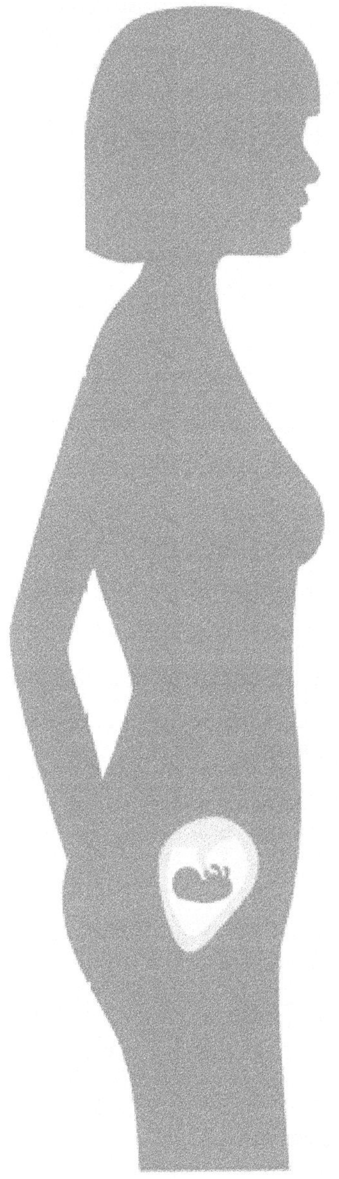

Para la gestante... Una ganancia de peso adecuada desde que comenzó la gestación hasta ahora es de 5 libras (2.2 kilos). Quizás hayas ganado más, o quizás menos. Esto es completamente normal. Dependiendo de tu ganancia de peso, tu médico querrá discutir como modificar tu dieta. Ya se puede ver tu útero alrededor de 5 pulgadas por debajo de tu ombligo.

En muchos casos tu médico obstetra comienza a medir tu barriga para la distancia entre tu hueso púbico y el útero (*fundal height*).

Ya en esta etapa es mucho mejor si comienzas a dormir sobre tu lado. Esta es la posición más saludable para dormir durante la gestación, ya que el dormir de espalda causa que tu útero ponga presión sobre la aorta y vena cava inferior, la cual le suple sangre a tu útero y a tu bebé. De la misma forma, el dormir de espalda dificulta tu capacidad de respirar. Por otra parte, el dormir de barriga se debe evitar durante la gestación, ya que añade presión sobre el útero. La mejor forma de dormir durante la gestación es de lado y con muchas almohadas.

Tu bebé... Ya tu bebé mide alrededor de 5 pulgadas (12.7 centímetros) y pesa unas 2 onzas (56.6 gramos). La piel de tu bebé todavía es muy delgada, permitiendo así que se vean las venas a través de ella. Las orejas de tu bebé han continuado desarrollándose, y ya se ven como orejas normales. Los ojos de tu bebé han continuado moviéndose hacia los lados de la nariz.

Para la pareja... Ofrécele un masaje a tu pareja antes de que se vaya a dormir, de forma que este más relajada y consiga dormirse más fácil. Ten cuidado cuando te acuestes o te levantes de no despertarla, ya que el sueño durante la gestación es muy sensitivo y difícil de conseguir.

Tener un bebé cuesta dinero

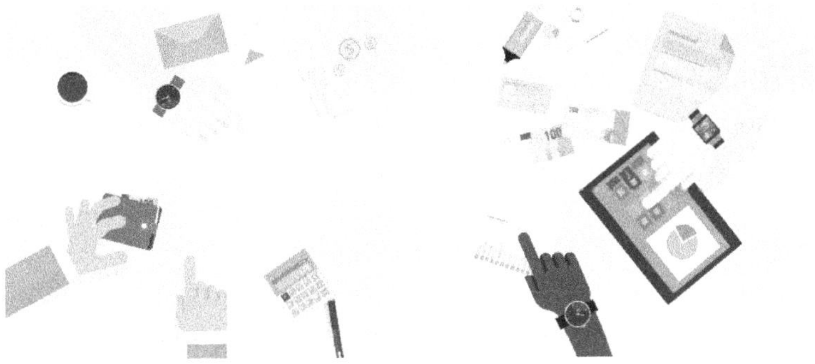

Una vez uno se entera de que viene un nuevo bebé en camino, rápido uno comienza a tener pánico en cuanto al dinero. ¿Cómo pagaremos los deducibles médicos o el costo del parto en casa? ¿Cuánto pagará el periodo de maternidad? ¿Necesitaremos una casa más grande? ¿Cómo podremos mantener a un hijo por los próximos 20 años?

- El alimentar, vestir y educar a un hijo definitivamente cuesta dinero. Y por lo general, si este es tu primer bebé, este dinero en este momento lo estas utilizando en otras cosas. Pero existen diferentes alternativas donde uno puede mantener el control de sus finanzas preparándote para este gran acontecimiento.
- Se recomienda que si te es posible, te orientes con un orientador financiero que te de guías para el manejo del dinero.
- No esperes a que nazca el bebé para tener un sentido de cuanto serán los gastos adicionales; es mejor tener una idea del manejo de las finanzas antes de que llegue el bebé, de forma que no te tome de sorpresa cuando lleguen los gastos inesperados.

- Puedes abrirle una cuenta de ahorros o una IRA para ir ahorrando para los gastos educacionales o de universidad.
- Durante la gestación, puedes ir ahorrando semanalmente para los gastos de pañales o de cuido diurno una vez nazca el bebé.

Recuerda que si se lacta al bebé la familia estará ahorrando mucho dinero, que de otra forma iría a gastarse en formula o en médicos y medicamentos.

El insomnio durante la gestación

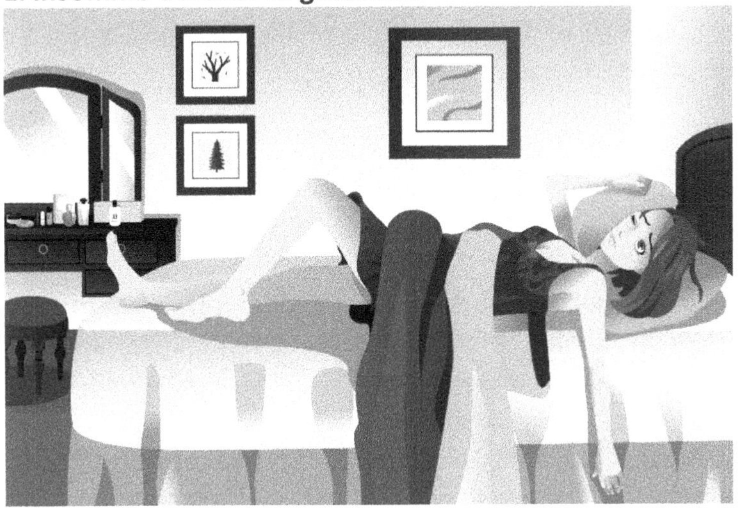

Entre un 20 a un 60% de las gestantes padecen de insomnio en algún momento durante la gestación. A algunas les da problemas quedarse dormidas; mientras que a otras, no tienen problemas en quedarse dormidas; pero se levantan en medio de la noche, y se les dificulta volverse a quedar dormidas. Se piensa que el insomnio ocurre, ya sea entre las molestias comunes de la gestación; las preocupaciones de traer un bebé al mundo; o las preocupaciones de cómo va ser el parto.

Mientras que no se recomienda tomar medicamentos para combatir el insomnio durante la gestación, sí hay cosas que pueden ayudar:

Irse a la cama cuando siente sueño—Irse a la cama sin sueño quiere decir que nuestro cuerpo no está ni física, ni mentalmente listo para dormirse.

Evitar estimulantes antes de la hora de dormir—esto incluye la cafeína, como también la computadora, la televisión, y hasta el teléfono.

Meriendas que inducen el sueño—Se sabe que los lácteos (el triptófano hace que el cuerpo produzca melatonina) , el pavo (triptófano) , las almendras (magnesio), el guineo (melatonina y potasio).

Ejercicios de relajación—Ejercicios de meditación, junto con las respiraciones, ayudan a relajar los músculos, y calmar la mente; preparando al cuerpo para dormir.

Baño o ducha caliente—Ayuda a relajarnos, y prepararnos para dormir (hay que asegurarse que el agua no esté demasiado caliente).

Leer un libro—El leer ayuda a calmar la mente (siempre y cuando no sean libros de misterio, o cosas negativas).

IV. Segundo Trimestre

Segundo Trimestre

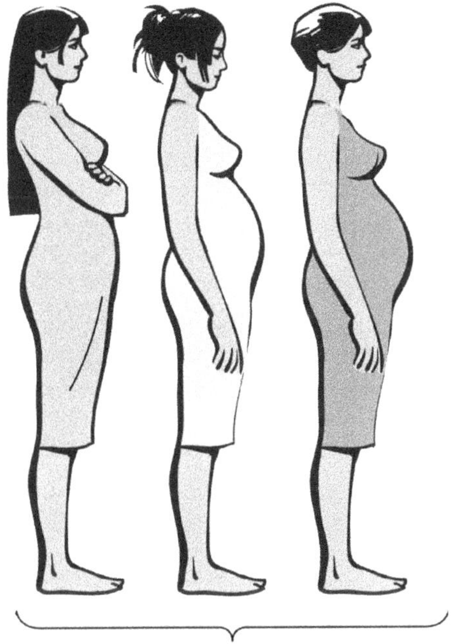

Segundo Trimestre

Este es el tiempo que coincide con el cuarto, quinto y sexto mes de gestación. Es en este periodo donde el bebé, quien todavía no está listo para vivir fuera del útero, se va haciendo más fuerte. En esta etapa es normal que sintamos fatiga, cambio de humor, es donde quizás se va el periodo de la mala barriga, y es donde primero vamos a sentir a nuestro bebé moverse.

Feto de 16 Semanas o 4 Meses

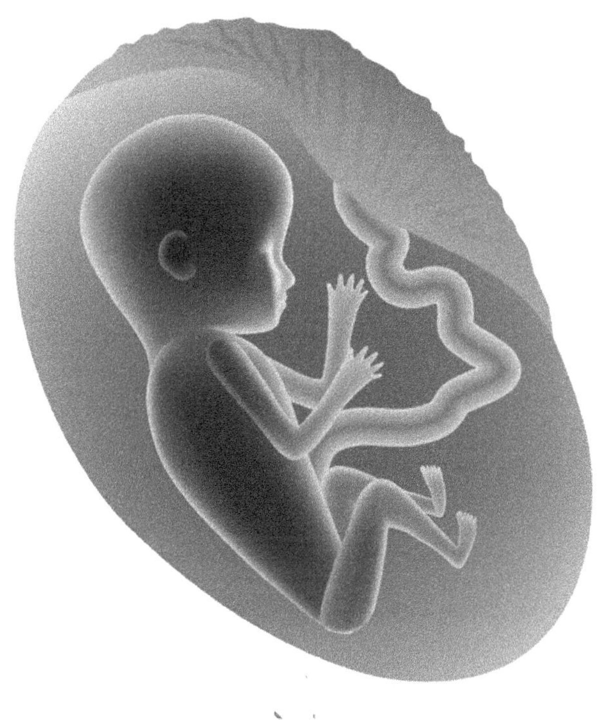

Semana 16 de gestación

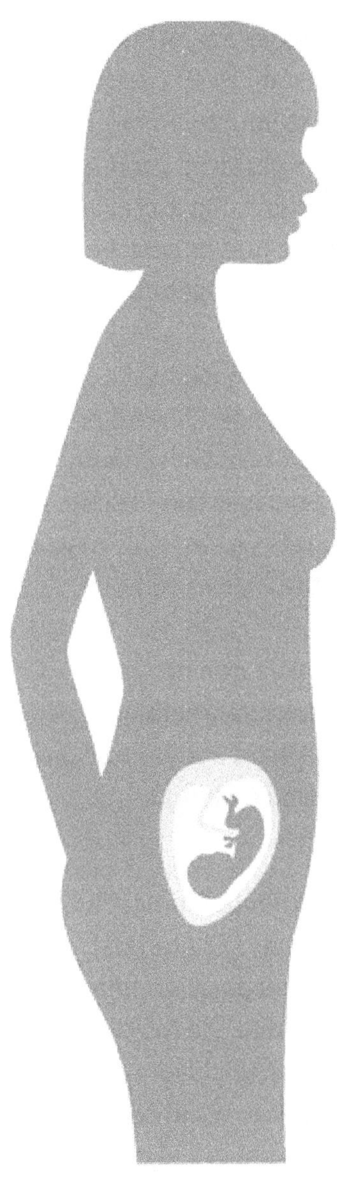

Para la gestante... Tu útero pesa aproximadamente 8 ½ onzas (240 gramos). Tu placenta también está en crecimiento, produciendo líquido amniótico, el cual protege a tu bebé durante la gestación. Ya tu cuerpo tiene alrededor 7 ½ onzas (212 gramos) de líquido amniótico alrededor de tu bebé. Cuando estas gestante produces 50% más sangre, lo que resulta en más sangre circulando tu cuerpo. Esta sangre adicional hace que tu cara se vea más brillante, resultando en el **brillo de las gestantes**.

Muchas comienzan a sentir los primeros movimientos del bebé entre la semana 16 y 20 de gestación. Si este es tu primer gestación, quizás no lo sientas hasta la semana número 20. Estos movimientos al principio son descritos como "burbujitas" o "aleteos". Quizás ya hasta las hayas sentido pero no hayas descifrado que este es tu bebé.

El dormir de lado es bien importante ya que no se recomienda dormir de espalda ya pasada la semana número 16. Usa muchas almohadas para apoyar tu cuerpo y asegurarte que permaneces dormida de lado.

Tu bebé... Tu bebé mide aproximadamente 6 pulgadas de largo (15 centímetros) y pesa 2 ½ onzas (70 gramos). Sus ojos y sus oídos ya están situados en su posición final. Ya tu bebé tiene una apariencia más normal. Ya los sistemas más complicados de tu bebé funcionan, incluyendo el sistema urinario y el sistema circulatorio. Ya el corazón de tu bebé bombea unos 25 cuartillos de sangre al día.

Para la pareja…Los primeros movimientos del bebé aumentan en enlace entre tu bebé y tu pareja. Eventualmente tú también podrás sentir los movimientos de tu bebé, pero mientras tanto, comienza a establecer un enlace con tu bebé al hablarle diariamente. De igual forma puedes cantarle o leerle un cuento.

Los movimientos del bebé en útero

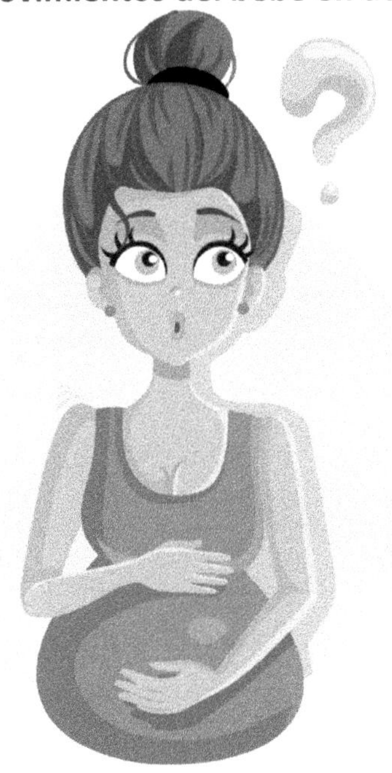

Por lo general los primeros movimientos del bebé se sienten como aleteos de mariposa en el estómago; otras dicen que se sienten como gases. Es normal sentir los primeros movimientos del bebé alrededor de la semana 16 de gestación (en especial, si una es multípara o bastante delgada); pero hay quienes no los sienten (o no los reconocen) hasta la semana 18 a 20 de gestación. Sin embargo, aunque no se sientan o identifiquen, los bebés son bien activos en el útero, en especial las primeras 20 semanas de gestación, ya que tienen mucho espacio para moverse. Hay ocasiones, cuando la placenta es anterior, que la persona no siente ningún movimiento, ya que la placenta se encuentra dónde está el abdomen de la gestante.

Ya para la semana 16 de gestación a muchas ya se le nota la barriguita; y es más difícil ocultarla. Sin embargo, cada gestante es diferente; y cada embarazo es diferente. Algunas cargan las barrigas bastante altas; mientras otras la cargan baja.

Cita con el Obstetra—Semana 13-16

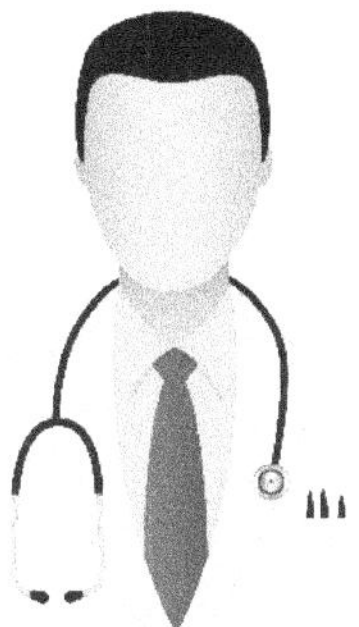

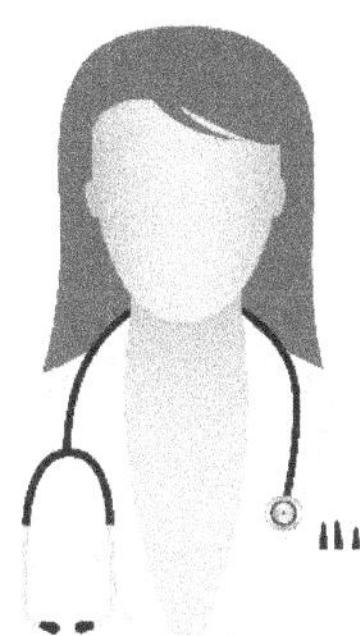

Ya te encuentras en tu segundo trimestre. En esta visita el médico se interesa en tu bienestar, como te sientes, si todavía tienes síntomas de mala barriga, si has sentido al bebé moverse, o si has tenido algún sangrado o algún flujo vaginal. Durante esta cita el médico examina los resultados de las diferentes pruebas que posiblemente te envió en tu cita anterior y contestará tus dudas y preguntas que se te presenten. Muchos doctores miden la distancia entre tu hueso púbico y la parte superior del útero (*fundal height*) para estimar el tamaño de tu bebé.

Es normal que la ganancia de peso de una comience a aumentar más rápido durante estas semanas, al igual que disminuyen las náuseas y la fatiga. Es posible que el médico te envié a hacerte una prueba de ultrasonido ya para las semanas 16 o 20 de la gestación. En estas pruebas de ultrasonido por lo general se mide al bebé para confirmar la fecha aproximada de parto, se determina la localización de la placenta, y se busca cualquier posible defecto en la gestación.

Semana 17 de gestación

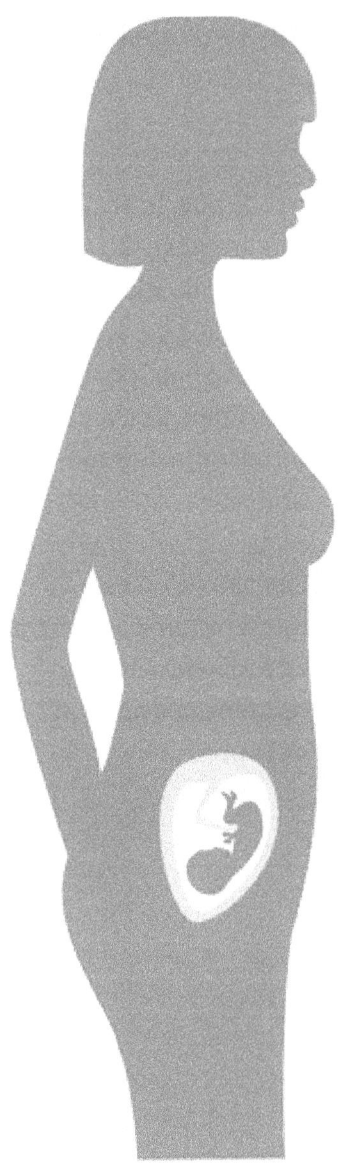

Para la gestante... Mientras tu abdomen comienza a crecer tus órganos comienzan a moverse para compensar por el crecimiento de tu útero y tu bebé. Tu útero comienza a empujar tus intestinos y tu estomago hacia arriba y hacia los lados del abdomen.

Tu bebé... Tu bebé mide alrededor de 6 ½ pulgadas (16 centímetros) y pesa unas 4 onzas (113 gramos). Su cordón umbilical se está alargando y haciendo más ancho. Ya tu bebé tiene desarrollado el sentido del oído, y sus orejas están completamente formadas y se han movido a su posición final. Tu bebé también ha comenzado a desarrollar tejido adiposo (grasas) lo cual hará que tome una apariencia más normal.

Para la pareja... Muchas parejas comienzan ya en esta etapa a pensar como podrán mantener económicamente a un bebé. Sin embargo, con un poco de planificación, la crianza se te hará mucho más fácil. Comienza a ahorrar dinero para prepararte a la llegada del bebé.

Las hemorroides durante la gestación

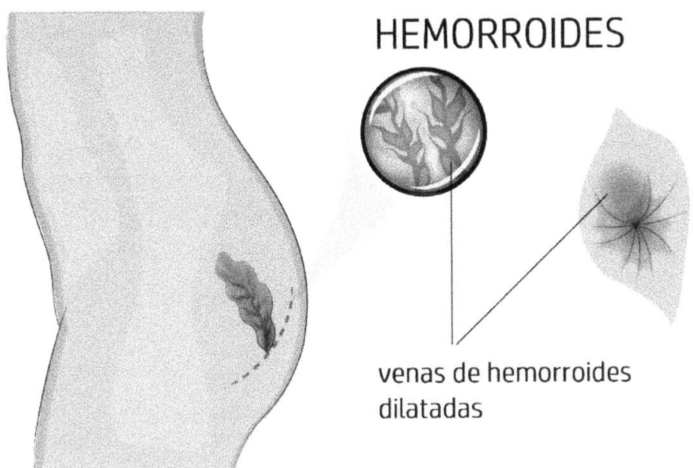

Las hemorroides consisten en venas varicosas inflamadas en el recto y el ano. Estas pueden ser dolorosas y persistentes, en especial durante el tercer trimestre de gestación. Las hemorroides ocurren debido a que el volumen de sangre en la gestante aumenta; a la vez que el útero en crecimiento hace presión en la pelvis. Usualmente las hemorroides van acompañadas de estreñimiento, que a su vez, agravan las hemorroides, ya que lastima el tejido inflamado, haciendo mucho más difícil las evacuaciones.

El estar parada o sentada por periodos largos de tiempo también empeoran las hemorroides, ya que al estar paradas o sentadas, hay más presión sobre la pelvis. Si el trabajo requiere que se esté parada, se recomienda el uso de un taburete. Si por el contrario, se está sentada por mucho tiempo; se recomienda pararse y caminar un poco cada media hora. Si se está bajo descanso en cama, esto puede empeorar tanto las hemorroides como el estreñimiento (ya que la excreta no se mueve rápido por los intestinos, lo que hace que se ponga dura). En estos casos se recomienda que se hable con el obstetra, a ver qué tipo de ejercicio le recomienda.

Cuando se padece de hemorroides, el medico puede enviar algunos medicamentos para aliviar el picor y el dolor de las hemorroides; como también para aliviar el estreñimiento. También ayuda ingerir más agua; alimentos con fibra; y practicar ejercicios prenatales.

Estreñimiento durante la gestación

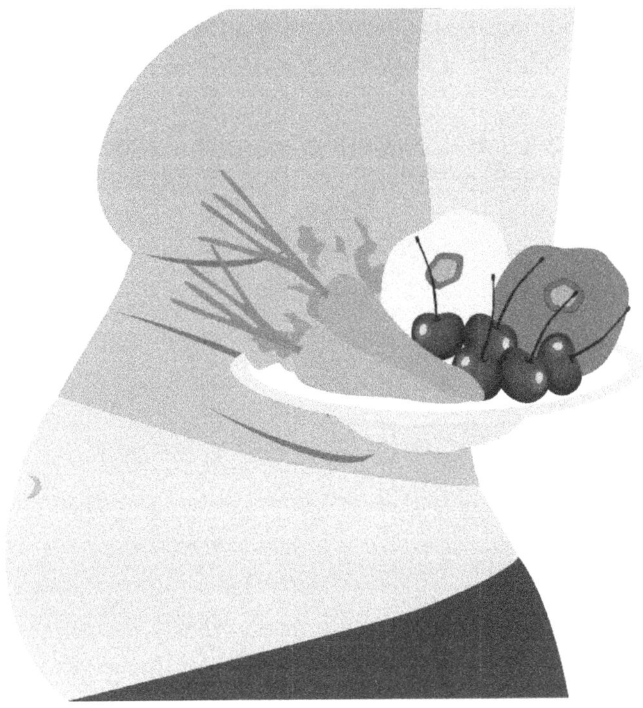

Se conoce como estreñimiento cuando tenemos dificultad en evacuar; las evacuaciones son irregulares, duras y dolorosas. Es una molestia común durante la gestación, debido al cambio hormonal; que hace que la digestión sea más lenta, de forma que el cuerpo absorba el líquido de los alimentos. Un efecto de padecer de estreñimiento son las hemorroides.

El ingerir más líquidos durante la gestación ayuda al estreñimiento, ya que le mantenerse hidratada ayuda a que las evacuaciones sean más frecuentes, y menos duras. El comer más fibra a través de las frutas y vegetales también ayuda a mantenernos regulares. A muchas personas les ayuda el comer o beber jugo de ciruelas. El practicar ejercicios prenatales, o el caminar o nadar, ayuda a que los alimentos se muevan mejor a través de los intestinos, ayudando a prevenir el estreñimiento.

El último recurso para combatir el estreñimiento sería el uso de medicamentos.

Semana 18 de gestación

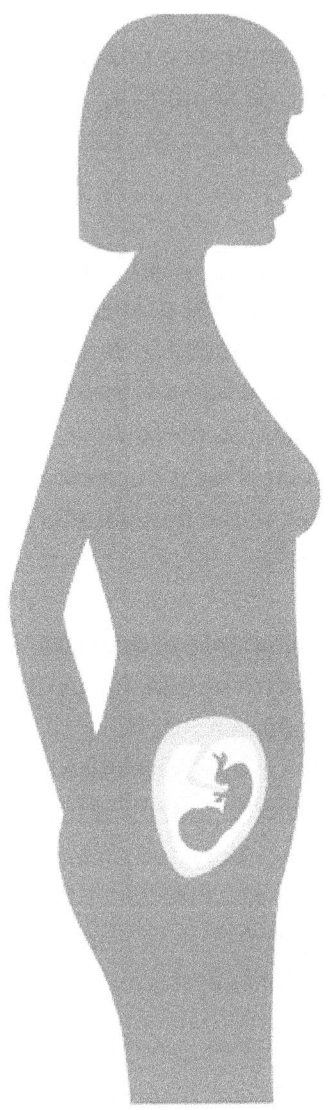

Para la gestante... Ya la mayoría de las personas pueden reconocer que estas gestando. Tu sistema cardiovascular trabaja más durante la gestación, y puede que comiences a experimentar un poco de baja presión arterial. Para evitar el mareo se recomienda que cambies de posición lentamente (de acostada a sentada o de sentada a parada). Lo más seguro ya estarás en tu tercera visita prenatal.

Tu bebé... Tu bebé ya mide 7 pulgadas (18 centímetros) y pesa unas 5 ½ onzas (156 gramos). Una capa protectora llamada **mielina** se comienza a formar alrededor de sus nervios. Esta capa continúa formándose hasta el primer año de tu bebé. Si vas a tener una niña, su útero y trompas de Falopio ya se colocaron en el lugar correcto. Si vas a tener un varón, ya sus genitales se pueden notar en el próximo ultrasonido.

Para la pareja... De seguro ya tu pareja siente el desgaste físico de nutrir a otro ser humano dentro de ella. Recuerda que una gestante necesita al menos 30 minutos de descanso adicional al día. De vez en cuando ofrécete a hacer la cena, de forma que ella descanse. Mientras más veces te puedas ofrecer, mucho mejor. Deja que en este tiempo lo Utilice para los ejercicios de visualización, tomar una siesta, bañarse, ejercitarse...recuerda que tu ayuda contribuirá a que pueda manejar mejor la gestación y a un bebé saludable.

Los antojos

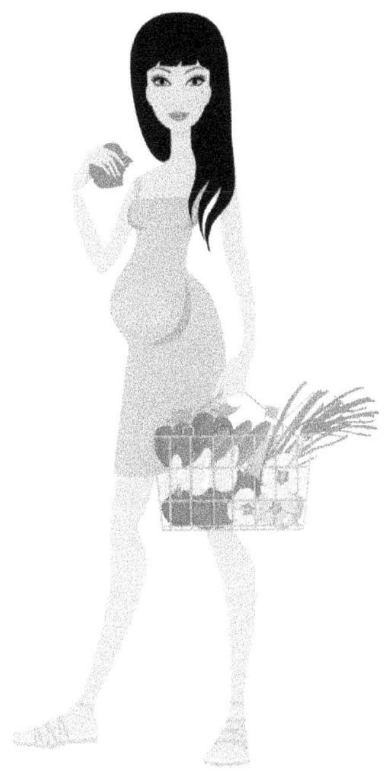

Mientras que las náuseas son más comunes durante el primer trimestre; el segundo trimestre es el momento donde comienzan los antojos (un 50-90% de las gestantes dicen tener antojos). Mientras que no se ha descubierto por qué dan los antojos; se piensa que los antojos es una forma del cuerpo obtener de los nutrientes que carece durante la gestación. Mientras que es común antojarse de alimentos menos nutritivos (y se puede ceder de vez en cuando); es mejor escoger opciones más nutricionales. Cuando dan antojos, unas buenas opciones nutricionales son fruta, nueces o frutos secos, queso, vegetales cortados, etc.

Amniocentesis

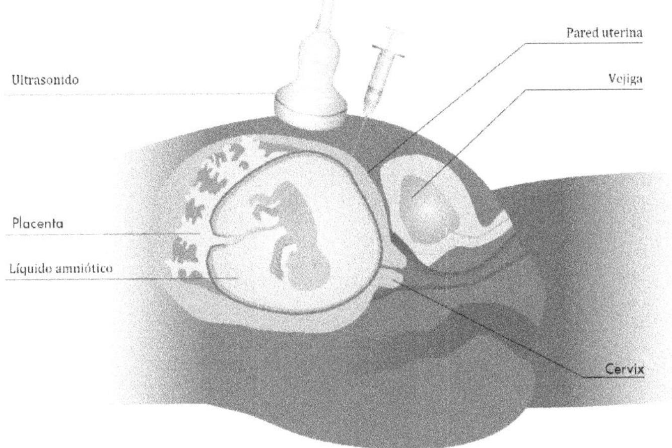

La amniocentesis es un procedimiento donde el médico, con la ayuda del ultrasónido para guiarse, introduce una aguja larga, atraves del abdomen y útero, hasta llegar al saco amniótico. Una vez llega, remueve una pequeña muestra de líquido amniótico (que contiene células fetales) para evaluarlo en un laboratorio, y hacerle pruebas genéticas. Mientras que el procedimiento dura alrededor de unos 10 minutos; puede tomar semanas en recibir los resultados.

Semana 19 de gestación

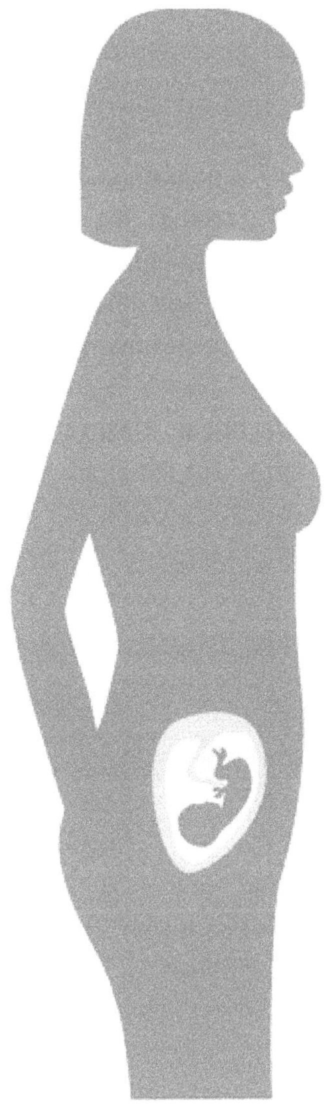

Para la gestante... El dolor en los ligamentos es la queja más común durante el segundo trimestre de gestación. Muchas comienzan a quejarse de dolor en la cadera y otras dicen que el dolor se le expande hasta el área pélvica. Este dolor es parte de la gestación, mientras el cuerpo sobrepasa tantos cambios.

Tu bebé... Tu bebé mide alrededor de 7 ½ pulgadas (19 centímetros) y pesa unas 7 onzas (198 gramos). Sus riñones ya están haciendo orina; y ya se le puede ver el pelo saliendo de su cabecita. Si vas a tener una niña, ya sus ovarios tienen formados unos 6 millones de óvulos.

Para la pareja... Comparte las tareas del hogar. Hazlo con amor, sin quejarte, y sin echarlo en cara. Tus esfuerzos resultaran en un bebé saludable.

Dolor de espalda durante la gestación

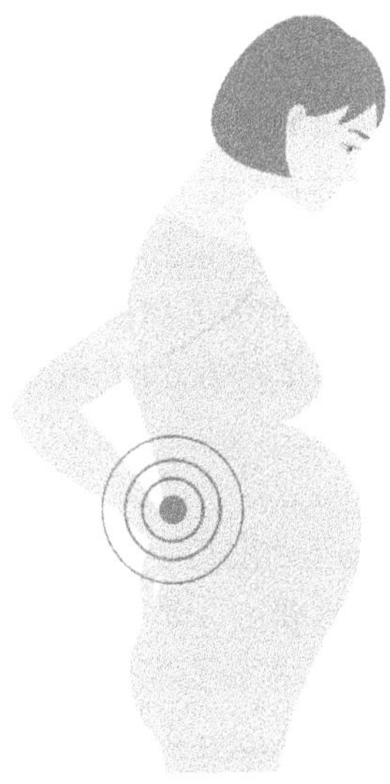

El dolor de espalda es una de las molestias más comunes durante la gestación. Esto ocurre debido al aumento de hormonas durante la gestación, que causan que los ligamentos y coyunturas se relajen. Esto en conjunto al crecimiento del útero, y al aumento de peso, hace que el centro de gravedad de esta cambie, causando una mala postura, y una debilidad en los músculos de la cavidad abdominal.

Sin embargo, aunque el dolor de espalda es común durante la gestación, hay algunas **cosas que podemos hacer para aliviar la frecuencia y severidad del dolor de espalda:**

Practica la buena postura al sentarte—Trata de siempre sentarte en una silla que te provea un buen apoyo a la espalda. Practica una buena postura cuando caminas.

Practica ejercicio de bajo impacto como el yoga o la danza de vientre, que ayuda al estiramiento de los músculos.

Duerme sobre tu lado izquierdo, y utiliza una almohada para gestantes (algunas dicen sentir alivio al colocar una almohada entre las piernas).

Evita utilizar zapatos de tacón, o sandalias. Utiliza zapatos que brinden soporte al arco de los pies.

Evita cargar cosas pesadas.

Evita baños en agua caliente (el agua debe estar tibia).

Si **utilizas una almohadilla caliente**, utilízalo en la temperatura más baja. No se debe utilizar por largos periodos de tiempo.

Tu pareja te puede ofrecer **un masaje**, o puedes ir a una terapista de masaje prenatal para un masaje terapéutico.

Algunas gestantes encuentran que la **terapia quiropráctica** durante la gestación le es de gran ayuda para aliviar el dolor de espalda.

Se pueden **utilizar medicamentos para el dolor** solo bajo el consentimiento de tu médico.

Es de suma importancia que hables con tu médico si estas padeciendo de dolor de espalda de forma que él también te de su propias recomendaciones. Por lo general el dolor de espalda es una molestia común en la gestación, y no tienes nada de que preocuparte.

Sin embargo, el dolor de espalda también puede ser señal de una complicación en gestación. Debes llamar inmediatamente a tu médico si el dolor de espalda es severo, o si sientes las piernas, nalgas o área genital dormida (problemas con el nervio ciático). El dolor de espalda también puede ser señal de parto prematuro; en especial, si está acompañado de contracciones, presión en el área pélvica, manchado, o descarga vaginal. Es por esto por lo que le debes avisar a tu médico, para que él te evalúe de forma apropiada.

Escogiendo el nombre del bebé

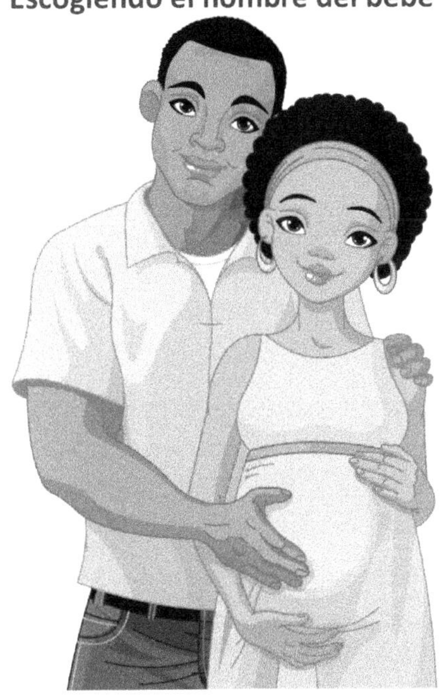

Algunas parejas ya tiene previamente escogido el nombre de su bebé, aún antes de concebir. Otras escogen el nombre una vez conocen el sexo designado del bebé; mientras otras esperan a que el bebé nazca para decidirse por un nombre.

Tan pronto la familia y amistades conocen del embarazo, rápido comienzan a preguntar como llamaremos al bebé. Hay que estar preparados mental y emocionalmente para la cantidad de opiniones que recibirán en cuanto al nombre del bebé (la mayoría de estas no siendo opiniones positivas). Por esto, muchas parejas deciden dejar conocer el nombre del bebé como sorpresa una vez este nazca.

Si todavía no han escogido el nombre perfecto para su bebé, hay muchos libros de nombres y sus significados, que ayudan a tomar tan importante decisión.

Feto de 20 Semanas o 5 Meses

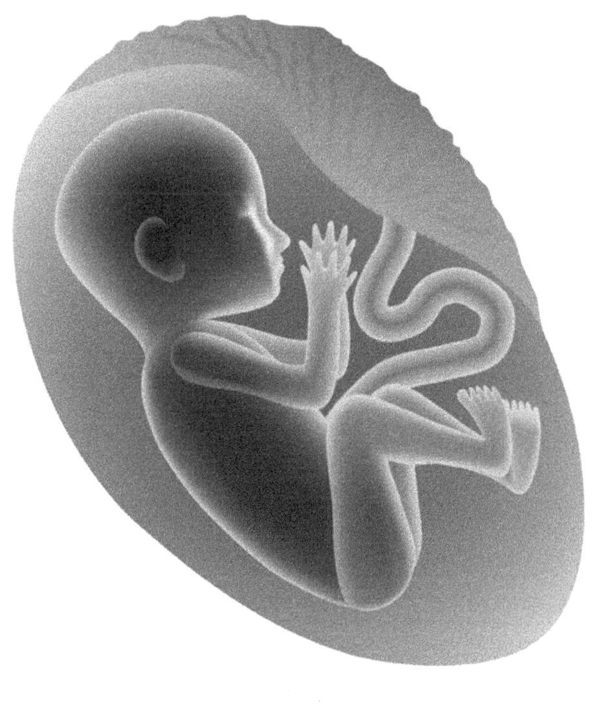

Semana 20 de gestación

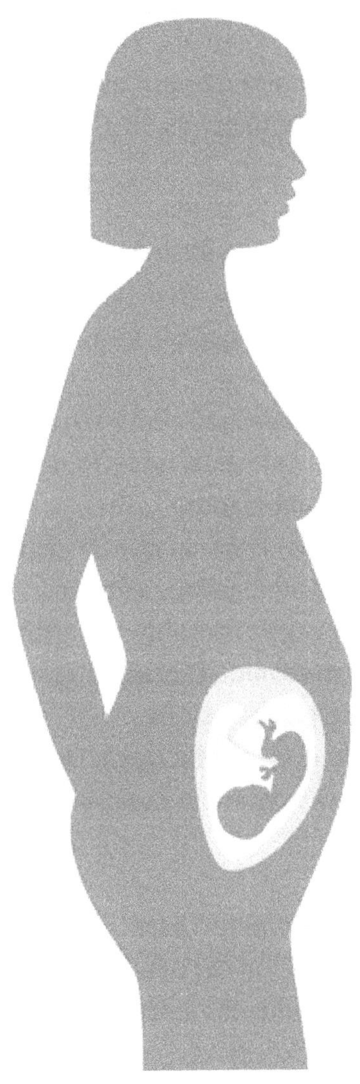

Para la gestante... La parte superior de tu útero ya se encuentra al mismo nivel que tu ombligo. Puede que hayas ganado un promedio de 8 a 10 libras 93 a 5 kilos). Espera ganar ½ libra (.226 gramos) por semana por el resto que te queda de gestación. La ganancia de peso que lleves dejara saber a tu médico si tiene que hacer algún ajuste en tu dieta.

También es hora de que comiences a planificar para las **clases de parto**. Comunícate para informarte de las diferentes alternativas que hay para las parejas gestantes.

Tu bebé... Tu bebé mide unas 8 pulgadas (20 centímetros) y pesa unas 9 onzas (255 gramos). Este está cubierto de una sustancia blanca llamada "**vernix caseosa**". Esta sustancia ayuda a proteger la piel del bebé de que se irrite por el líquido amniótico. También ayuda a que el bebé pase más fácilmente por el canal vaginal durante el parto. Ya tu bebé comienza a producir **meconio**. El meconio se forma de las células mudadas, de las secreciones digestivas y del líquido amniótico que el bebé traga. Una vez nazca el bebé, el meconio será la primera evacuación negra y pastosa.

Para la pareja... Ahora es el mejor momento para comenzar la decoración de la habitación del bebé. Pinta la habitación, arma la cuna, compra todos los aditamentos especiales para el bebé, limpia los closets, etc.

Las clases de parto...recurso de gran valor para tu experiencia en el parto

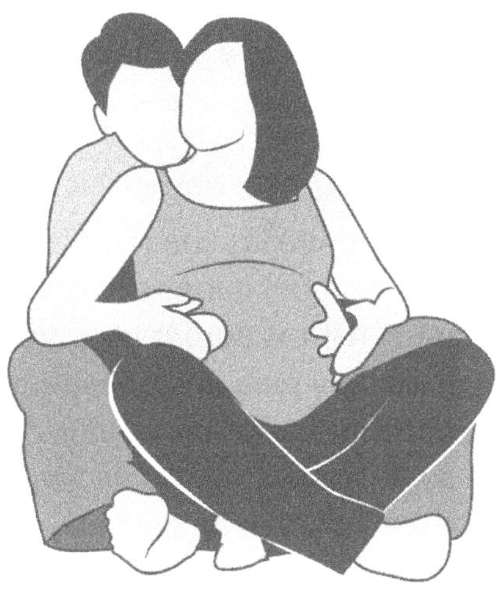

Uno de los recursos de más valor para nuestra experiencia en el parto lo son las clases de preparación para el parto. El simple hecho de que asistas a una clase de parto te hará sentir más cómoda y en control durante el momento de trabajo de parto y parto.

Hoy más que nunca las gestantes y sus parejas están más educadas y envueltas en el proceso de parto de su bebé por nacer. Sin embargo, ten en cuenta que no todas las clases de parto son iguales, y que hay cursos más completos y con más opciones que otros. Recuerda que tu experiencia de parto es bien importante.

Una buena clase de parto debe reconocer que cada persona es diferente, y que cada cual tiene el derecho de escoger cual método utilizará durante el proceso de parto. Es por esto por lo que se te recomienda un método donde se cubren todos los métodos, médicos y no médicos, para mejorar tu experiencia y manejo del dolor durante el parto, sea cual sea tu decisión.

Una clase completa debe preparar a los criadores a conocer los cambios que enfrentaran durante la gestación, las diferentes etapas y características durante el parto, y técnicas para el trabajo de parto y para el momento del pujo del bebé. También debe incluir los procedimientos y opciones tales como el uso de medicamentos, la anestesia epidural, el parto por cesárea y el cuidado del bebé (incluyendo la lactancia) y el cuidado en el posparto.

Los baños de sol durante la gestación

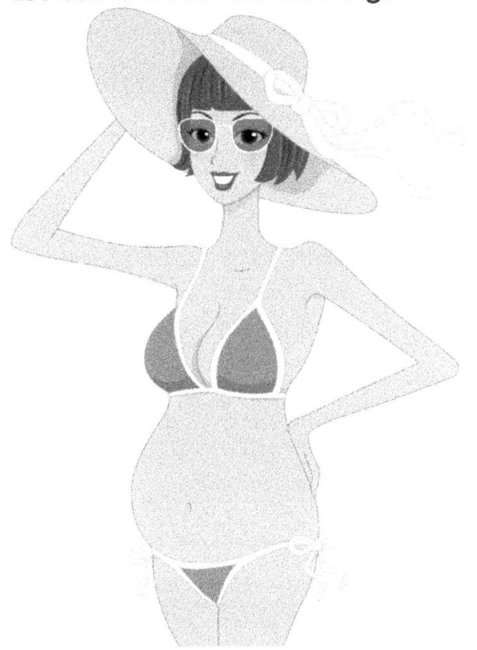

Estudios han demostrado que la exposición de luz solar durante la gestación es de suma importancia para el desarrollo visual del bebé; como también es bueno para la salud y el bienestar de la gestante. El sol es una excelente fuente natural de vitamina D; la cual es esencial para el desarrollo de los huesos y cerebro del bebé.

La deficiencia de vitamina D es común durante la gestación, en especial en personas veganas, vegetarianas, persona con tez oscura, personas que viven en climas fríos, y en personas que visten ropa que cubre la mayor parte del cuerpo. Aparte de las vitaminas prenatales (que contienen 400 IU de vitamina D; se recomienda tomar baños de sol diarios, que vayan desde 5 a 30 minutos de exposición (no se debe utilizar protector solar durante estos baños de luz solar).

También se recomienda suplementar la dieta con alimentos ricos en vitamina D, como el salmón y el atún; el aceite de hígado de bacalao; y alimentos fortificados como cereales, leche y jugo de naranja.

Cita con el Obstetra—Semana 17 a la 20

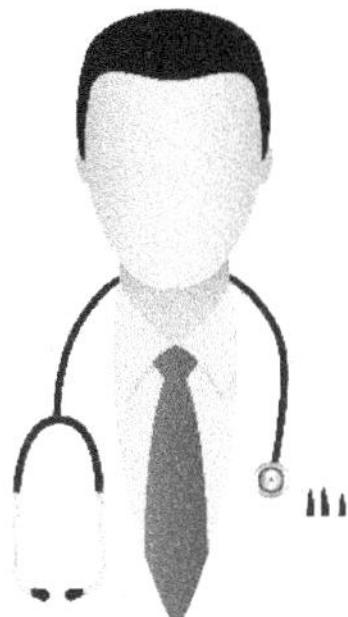

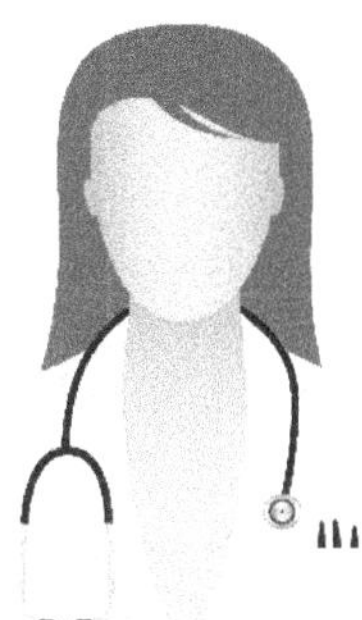

Esta cita será muy similar a tu cita anterior. El médico te pesa, te toma la orina y quizás te envíe a hacer pruebas de sangre y escucha los latidos del corazón de tu bebé. Es posible que también tome las medidas de tu útero. Por lo general, luego de la semana 20 la distancia entre el hueso púbico y la parte superior del útero en centímetros corresponde a las semanas de gestación.

Ya para esta cita es muy probable que ya hayas sentido a tu bebé moverse y patear. Ya para este tiempo de gestación debes ir investigando sobre las clases preparatorias al parto.

Semana 21 de gestación

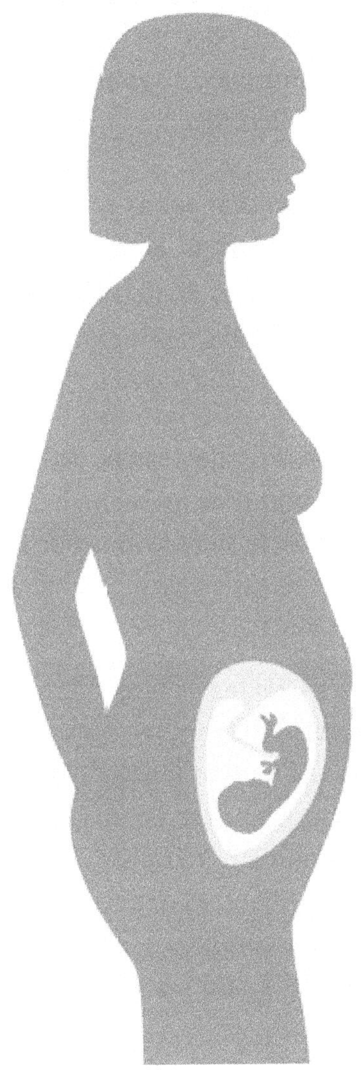

Para la gestante... Si colocas los dedos como a ½ pulgada (1 centímetro) sobre tu ombligo, puede que sientas la parte superior de tu útero. Ya todo el mundo se da cuenta de que estas gestando. Quizás notes un poco de hinchazón en la parte baja de las piernas o en los pies. Si es así, varias veces a día siéntate y levanta los pies.

Algunas gestantes comienzan a desarrollar venas varicosas. La mayoría ocurren en las piernas, aunque también se pueden encontrar en la vulva y en el recto. Las venas varicosas resultan de la presiona del útero y los cambios en el flujo de la sangre.

Para muchas esta es la mejor etapa de la gestación. Ya sobreviviste la mala barriga de los primeros meses y todavía no estas tan grande para que te sientas incomoda.

Tu bebé... Tu bebé mide unas 8 ½ pulgadas de largo (21 centímetros) y pesa unas 12 onzas (340 gramos). Ya sus parpados terminaron de formarse. En estos momentos tu bebé se encuentra bien ocupado moviéndose de un lado para otro y tragando el líquido amniótico. Ya de seguro habrás sentido a tu bebé moverse. Mientras tu bebé traga líquido amniótico, su tracto digestivo continúa madurándose. Tu bebé también recibe calorías adicionales del líquido amniótico.

Para la pareja... De vez en cuando ofrécete a hacer la cena, de forma que descanse de esta tarea. Mientras más veces te puedas ofrecer, mucho mejor. Deja que en este tiempo lo use para los ejercicios de visualización, dormir, bañarse, ejercitarse...recuerda que tu ayuda contribuirá a que ella pueda manejar mejor la gestación y a un bebé saludable.

El edema (hinchazón en la gestante)

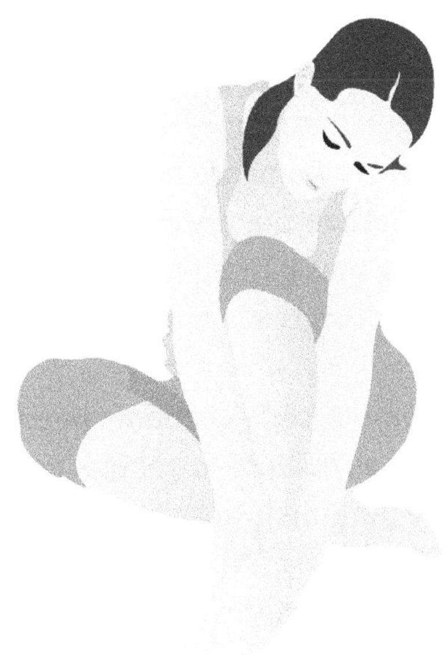

Ya una vez uno llega a la mitad de la gestación (alrededor de la semana numero 20) una de repente se mira los pies y se pregunta... "¿Dónde están mis tobillos?" Y si el clima es caluroso, no es de asombrarnos de que el edema se presente aún antes de la semana 20.

El edema es el resultado de que cuando estamos gestantes cargamos un 50% más de sangre en nuestro cuerpo, combinado con que el útero añade presión sobre nuestras venas de la pelvis y la vena cava (una vena grande que se encuentra en el lado derecho de nuestro cuerpo, la cual lleva la sangre a nuestras extremidades—por eso se recomienda dormir sobre el lado izquierdo). Nos para la circulación y causa que la sangre se acumula. La presión es causada por la misma sangre atrapada, la cual fuerza a que se acumule líquido, especialmente en los tobillos y los pies. Este líquido es fluido que normalmente se encuentra en nuestro cuerpo, pero que simplemente ha sido acumulado en estas partes del cuerpo. Otro aspecto es que, aparte de este fluido, algunas gestantes retienen líquido en exceso, lo cual añade más a la hinchazón.

Aunque la descripción de cómo sucede el edema puede parecer peligrosa, la realidad es que por lo general es algo común y normal que ocurre durante la gestación. Así que no es necesario que nos alarmemos. Sin embargo, si estas experimentando una hinchazón repentina o severa, ya sea en la cara o en las manos, es de suma importancia que llames inmediatamente a tu médico, ya que la hinchazón en estas áreas no es normal, ni se asocia con el edema de la gestación, sino que puede ser una señal de preeclampsia, una condición bien seria tanto para la gestante como para el bebé por nacer.

Trucos para disminuir el edema

Eleva los pies siempre que puedas. Por lo general la hinchazón en las piernas se le llama "edema causado por la gravedad", lo cual disminuye si elevas las piernas. En el trabajo, eleva los pies debajo de tu escritorio, quizás sobre un banquito, o coloca una torre de libros para que sostengan los pies. En casa, trata de recostarte sobre tu lado izquierdo, para así aliviar el edema.

Usa unas pantimedias que te brinde apoyo...ya se...el calor!!! Pero considéralo, porque una de las mejores formas de prevenir el edema es utilizando unas pantimedias antes de levantarte de la cama en las mañanas, de forma que a la sangre no le dé tiempo de acumularse en tus pies y tobillos. Yo se...parece imposible meterte en unas pantimedias con la barrigota; pero sí es posible lograrlo, y vale la pena tratar. Aparte, de que no hay nada mejor que comenzar el día riéndose de sí misma!!!

Ingiere suficiente líquido, especialmente el AGUA!!! Como que no hace sentido que si retenemos líquido que nos metamos al cuerpo más agua...pero esta súper-comprobado que mientras más agua tomemos, menos líquido retenemos.

Ejercítate regularmente. Hacer ejercicios de bajo impacto (como yoga prenatal, caminar, o nadar) nos ayudan a disminuir el edema.

Ingiere una dieta balanceada y nutritiva, y evita sobre todo la sal.

Las venas varicosas durante la gestación

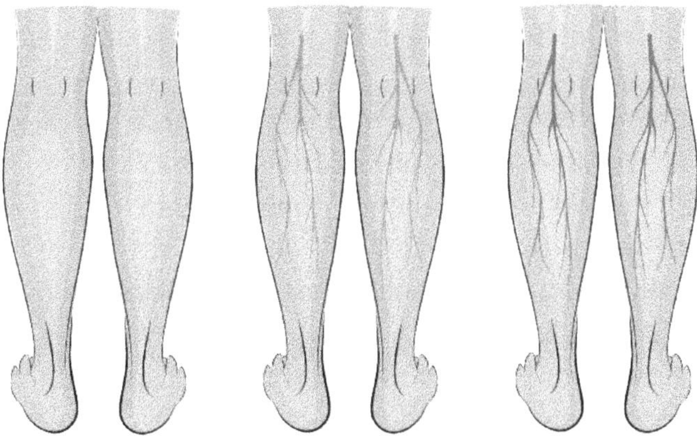

Las venas varicosas se desarrollan en la gestación debido a la presión del útero en las venas, como también por la relajación de las paredes de las venas por las hormonas de la gestación. Por esto es por lo que las venas varicosas en las piernas y el ano (**hemorroides**) son comunes en la gestación. Las venas varicosas son más comunes en las personas multíparas. Estas se ven como venas inflamadas sobre la superficie de la piel, y tienen un color violeta o azul oscuro. Por lo general se encuentran en la parte de atrás de la pierna.

A algunas les salen venas varicosas en la vulva durante la gestación. Estas pueden causar dolor y picar. Si este es el caso, se recomiendan compresas frías, y mucho descanso. Por lo general, luego del parto estas disminuyen. De no ser así, se necesitaría tratamiento médico posparto.

Consejos para reducir que aparezcan las venas varicosas:

- Cuando se viaje, se recomienda que se camine cada media hora a una hora
- Al ver televisión o leer, se recomienda que se eleven las piernas
- Se recomienda que se camine durante la gestación
- Se recomienda nadar durante la gestación
- Al dormir, se recomienda que se eleven los pies sobre el nivel del corazón
- Si estas en descanso en cama, se recomienda que ejercites las piernas
- No se recomiendan ni la ropa interior apretada, ni pantimedias apretados, ya que cortan la circulación
- Se recomienda que te recuestes de lado varias veces durante el día

Se pueden utilizar unas medias específicamente para las venas varicosas. Estas están hechas específicamente con este propósito, aplicando una presión gradual en los tobillos, la cual restaura la circulación en las piernas, previniendo las venas varicosas.

Por lo general, las venas varicosas mejoran unos tres meses luego del parto (y en algunos casos desaparecen por completo). El caminar luego del parto es de gran ayuda.

Semana 22 de gestación

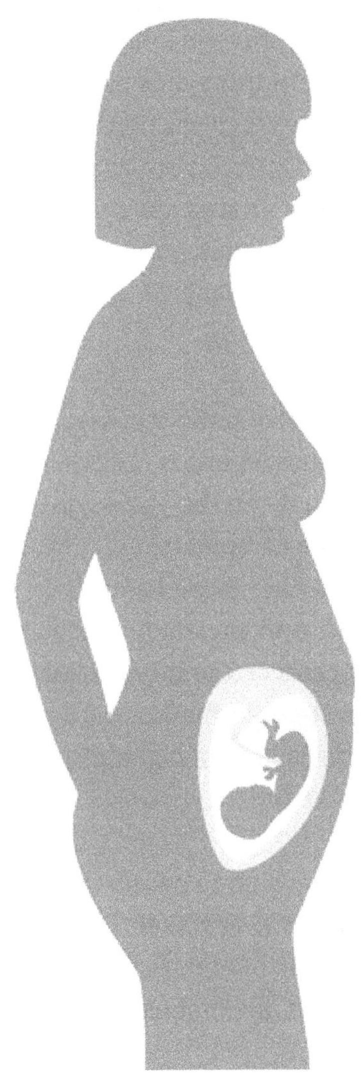

Para la gestante... Ya la parte superior de tu útero se encuentra a ¾ pulgada (1 centímetro) sobre tu ombligo. Si todavía no te has matriculado en la clase de parto, no esperes más. Las clases de parto te proveen información actualizada de que esperar durante el trabajo de parto y el parto. También te enseñan diferentes técnicas para el manejo del dolor durante el parto, técnicas para acelerar el trabajo de parto, preparan bien a tu pareja para que te acompañe durante el parto. Se recomienda que ya hayas terminado las clases de parto para la semana 37, de forma que te encuentres preparada para el parto.

Tu bebé... Tu bebé mide ya aproximadamente 9 pulgadas de largo (23 centímetros) y pesa unas 14 onzas (197 gramos). Ya tu bebé tiene la forma de un recién nacido, pero todavía es muy pequeño. Este completará su desarrollo en las próximas 18 semanas. Su piel ahora mismo se ve bien arrugadita, pero esto es debido a que todavía no ha ganado suficiente peso. Ya se le notan los labios y sus ojos están completamente formados, pero la iris (la parte de color del ojo) todavía le falta pigmento. El páncreas ha comenzado a formarse.

Para la pareja... Esta semana haz algo con tu pareja que posiblemente te será imposible una vez llegue el bebé...quizás sea ir al cine, o la playa...bueno, sea lo que sea, asegúrate que sea una actividad que ambos disfruten.

¿Por qué debemos educarnos para el parto?

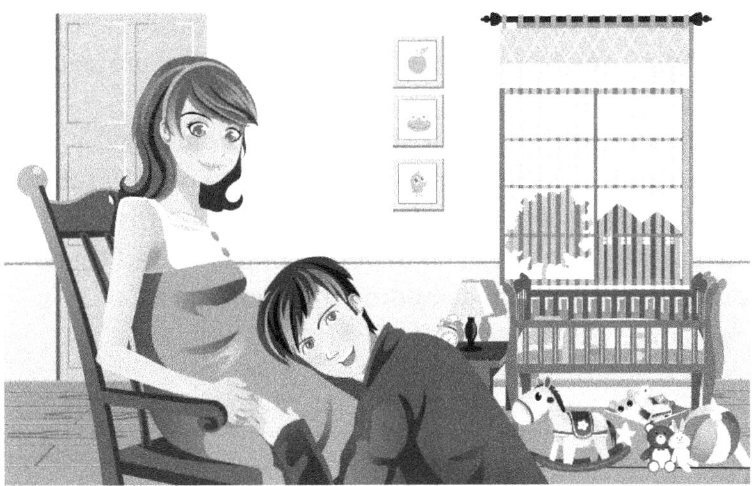

El parto es mucho más que pujar a un bebé hacia la vida. ¿Sabías que el parto hace efecto en nuestras vidas, según sea la experiencia positiva o negativa? El parto es un momento que ninguna persona olvida. Pueden pasar décadas, y cualquiera que haya pasado por un parto te puede narrar claramente todos los aspectos, tanto los positivos como los negativos, de su experiencia de parto.

El que una persona se sienta satisfecha con su parto no depende ni del tiempo que tomó el parto, ni de cuan fácil o difícil fue, o si fue doloroso o no. Una persona satisfecha con su parto es aquella a quien se le realizaron sus expectativas, donde estuvo envuelta en la toma de decisiones en cuanto al parto, y en donde el trato por las personas que manejaron el proceso del parto fue positivo.

El nacimiento de tu bebé es un evento que cambiará tu vida para siempre. Es por esto por lo que te debes buscar la oportunidad para prepararte para este gran evento, de forma que tu experiencia de parto sea una positiva. Una gestante o gestante bien educada en cuanto al proceso de parto tiene la capacidad de escoger quienes la acompañarán durante este gran evento, como va a manejar el trabajo de parto, como parirá al bebé, y sabrá cómo cuidar y alimentar al bebé en esos primeros días, semanas y meses de vida. Si por el contrario, decides no prepararte, desgraciadamente otros tomarán las decisiones por ti.

Semana 23 de gestación

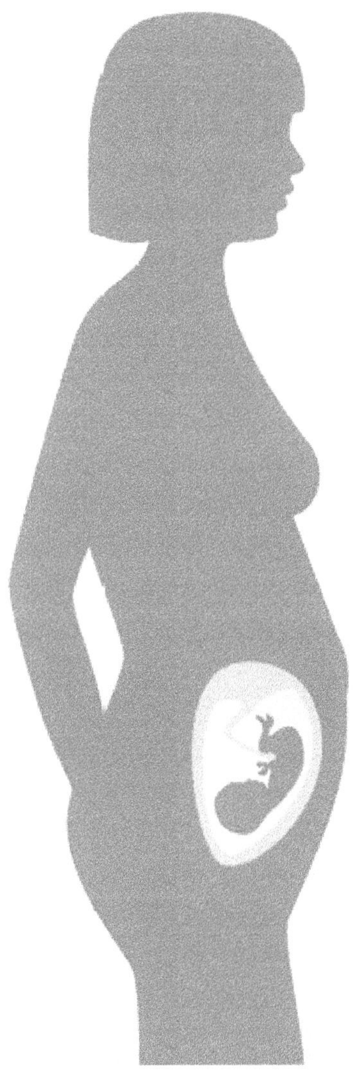

Para la gestante... Tu útero ahora se extiende hasta 1 ½ pulgada (4 centímetros) sobre el ombligo, y tu ganancia de peso debe estar alrededor de las 12 a 15 libras (5 a 7 kilos). Ahora mismo tu útero hace presión sobre tu vejiga, lo que causa que a veces se te salga un poco de orina.

Tu bebé... Tu bebé ya pesa 1 libra (500 gramos) y mide unas 10 pulgadas (25 centímetros). Ya en estas semanas es cuando el bebé comienza a ganar rápidamente de peso. El lanugo (el vello fino que cubre el cuerpecito del bebé) es más oscuro en esta etapa, lo cual permite que tu bebé se vea mucho mejor durante el ultrasonido. Ya tu bebé se ve bien similar a como se verá cuando nazca.

Para la pareja... Algunas parejas toman tiempo de familia luego del nacimiento del bebé. Si tu patrono no ofrece estos beneficios, considera tomar los días de vacaciones para este tiempo. Planifica bien para que aproveches esos primeros días de vida de tu bebé.

Consumo de calcio durante la gestación

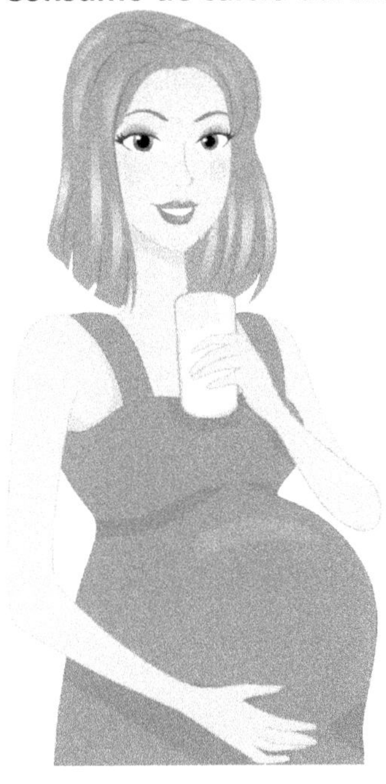

El llevar una dieta saludable y balanceada es importante durante la gestación. Es bien importante que tengamos en consideración especial el calcio en nuestra dieta, ya que el bebé en desarrollo necesita el calcio para el desarrollo de los huesos, dientes, corazón, nervios y músculos. Para tener una idea, el bebé recibe unos 250 miligramos diarios de calcio de la dieta de la gestante. Es por esto por lo que el Colegio Americano de Obstetras y Ginecólogos recomienda que toda gestante reciba **1000 mg de calcio al día**. Si no consumimos suficiente calcio, ya sea de nuestra dieta combinada con suplementos, el bebé lo tomará de tus huesos. La insuficiencia de calcio en la gestante aumenta el riesgo de sufrir de hipertensión durante la gestación; como también aumenta el riesgo de parto prematuro.

Se recomienda ingerir diariamente tres porciones de alimentos ricos en calcio. Entre los alimentos ricos en calcio están obviamente los lácteos (yogurt, requesón, leche, quesos); jugo de naranja fortificado; sardinas con huesos; soya (bebida, tofú); higo; brócoli (crudo).

Feto de 24 Semanas o 6 Meses

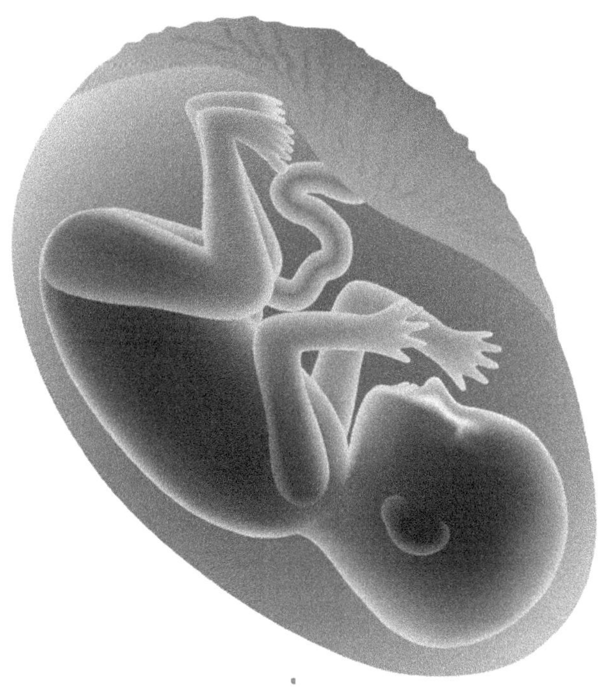

Semana 24 de gestación

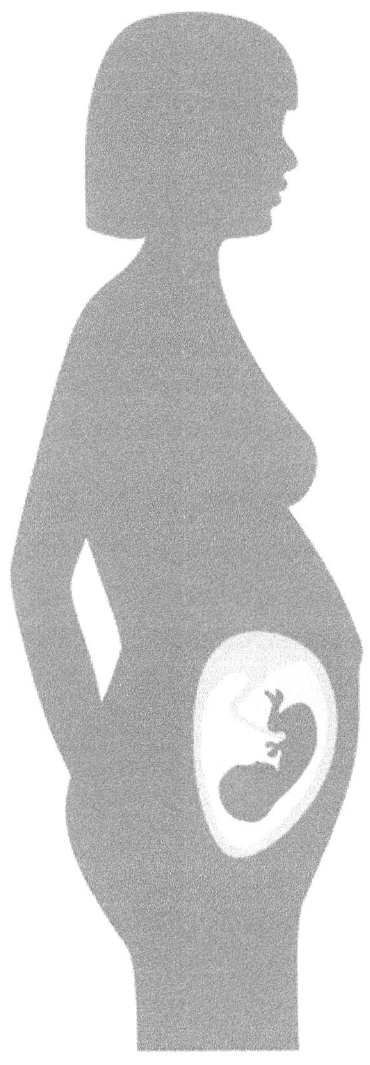

Para la gestante... Ya la parte superior de tu útero se siente a 2 pulgadas (5 centímetros) sobre tu ombligo. Puede que sientas picor sobre tu barriga y tus pechos...esto es a causa del estiramiento de la piel. Puedes usar una buena loción, ya sea comercial o natural, para ayudarte con las molestias de la piel. Tus ojos también se sienten sensitivos y secos. Puedes aliviarlos usando gotas de lágrimas artificiales.

Si estas padeciendo de mucha acidez, quizás debes tratar de ingerir varias meriendas pequeñas durante todo el día. El comer 5 a 6 comidas pequeñas al día tiende a disminuir la acidez en las gestantes. La acidez empeora cuando se ingieren comidas demasiado grandes y cuando se saltan las meriendas.

Tu bebé... Tu bebé mide alrededor de 11 pulgadas (28 centímetros) y pesa entre 1 ¼ libra a 1 ½ libra (500 a 600 gramos). El cerebro de tu bebé sigue creciendo rápidamente. Ya tiene papilas en la lengua, y sus pulmones ya están madurándose. Ya las ramificaciones de los pulmones se están formando, al igual que unas células especiales que producen surfactante pulmonar (ayuda a que los pulmones se inflen fácilmente). Muchos bebés que nacen prematuros tienen problemas respirando, ya que sus pulmones no producen suficiente surfactante pulmonar.

Para la pareja... Planifica una noche romántica para ti y tu pareja. Quizá sea una cena para dos, o quizás un fin de semana en ese lugar que ambos siempre querían ir.

Tipos de salpullidos en la piel durante la gestación

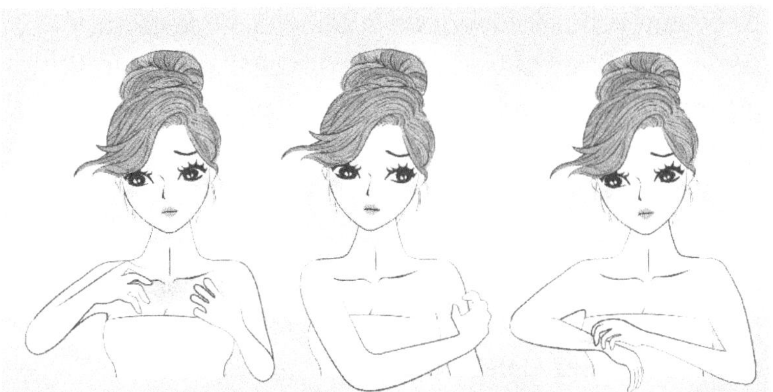

Durante la gestación ocurren diferentes cambios en la piel debido a los niveles de hormonas junto con la elasticidad del a piel, que preparan al cuerpo para el crecimiento del bebé y el parto. Es normal que los lunares se oscurezcan, que nos aparezca una línea negra vertical a través del vientre, que nos salgan verrugas en ciertas áreas, y que las venas se vean más visibles.

Dermatitis de la gestación. Este tipo de salpullido puede ocurrir en cualquier momento durante la gestación, y consiste en un salpullido que causa mucho picor, y ocurre en todo el cuerpo. Por lo general se usan corticoesteroides para resolver este problema, ya que hay evidencia de que este tipo de salpullido, mientras es inofensivo para la madre, puede ocasionar problemas en el feto.

PUPPP (*Pruritic Urticarial Papules*). Este tipo de salpullido es común verlo alrededor de la semana 34 de gestación, y se piensa que es causado cuando las células fetales de alguna forma invaden la piel de la gestante durante la gestación. Estas aparecen en la forma de salpullido rojo levantado, acompañado de picor. Este usualmente se limita al área del abdomen y los muslos, pero se puede pasar a las nalgas y a los brazos. Esta condición no es peligrosa ni para la gestante ni para el bebé, y se puede resolver una vez el bebé nazca.

Impétigo herpetiforme. Este tipo de salpullido es raro, pero puede causar muchos problemas—ampollas de pus, picor y quemazón de la piel, pérdida de cabello, síntomas de influenza (fiebre, escalofríos, dolor en las coyunturas, problemas digestivos). Tiende a ocurrir en los pliegues del cuerpo, como detrás de las rodillas, en las entrepiernas, codos, genitales, membranas mucosas de la boca. Este desaparece luego del parto, pero suele dejar marcas. Se requiere tratamiento inmediato, ya que puede ser peligroso tanto para la gestante como para su bebé.

Prurigo gestacional. Este salpullido ocurre durante la gestación y no es asociado con ningún peligro ni para la gestante ni para el bebé. Este aparece en puntos rojos que causan picor. Suele ocurrir en el segundo trimestre de gestación. También puede ocurrir en el tercer trimestre de gestación, notándose en las estrías.

Infección de cándida. La gestación nos hace más susceptibles a condiciones de cándida, la cual puede ocurrir como un salpullido rojo, redondo y que causa mucho picor, y puede aparecer en la axila, y debajo de los pechos.

Eritema palmar. Este es un salpullido común entre las gestantes de tez blanca. Se requiere pruebas de sangre. También hay que tener en cuenta que la piel suele picar durante la gestación, esto debido al estiramiento de la piel para acomodar al bebé en desarrollo. Esto lo podemos resolver con jabones humectantes. Otras también experimentan salpullido en el cuero cabelludo, el cual se puede aliviar con jabón para la caspa.

Señales de parto prematuro

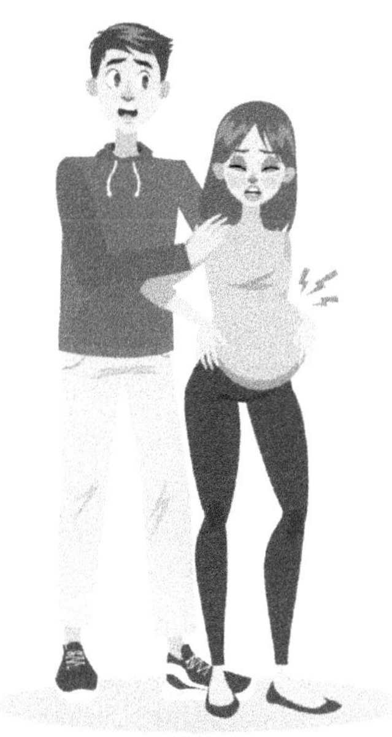

Un parto prematuro es cuando el parto ocurre antes de la semana 37 de gestación. Esto es de gran preocupación, ya que mientras más prematuro sea el parto, puede que el bebé no esté suficientemente desarrollado para la vida fuera del útero. Muchos bebés que nacen de forma prematura necesitan quedarse en el hospital por semanas o meses en la unidad de intensivo neonatal (NICU) para recibir cuidado especial, ya que muchos desarrollan problemas serios de salud debido a su prematurez.

<u>Las personas que están en mayor riesgo de un parto prematuro:</u>

- Embarazos múltiples
- Útero en forma de corazón
- Sufren de infección
- Han tenido parto prematuro en partos anteriores
- Han tenido cirugía en la cérvix o en el útero
- Fuman

Los síntomas de parto prematuro incluyen dolor de espalda; cambios en el flujo vaginal; contracciones; dolor abdominal; presión en el área pélvica. En caso de experimentar una o varias señales, es importante que se comunique con su médico, o vaya al hospital para ser examinada. Si se determina que el parto ha comenzado, se tomarán medidas para parar el parto, de forma que el bebé tenga más tiempo para desarrollarse.

Semana 25 de gestación

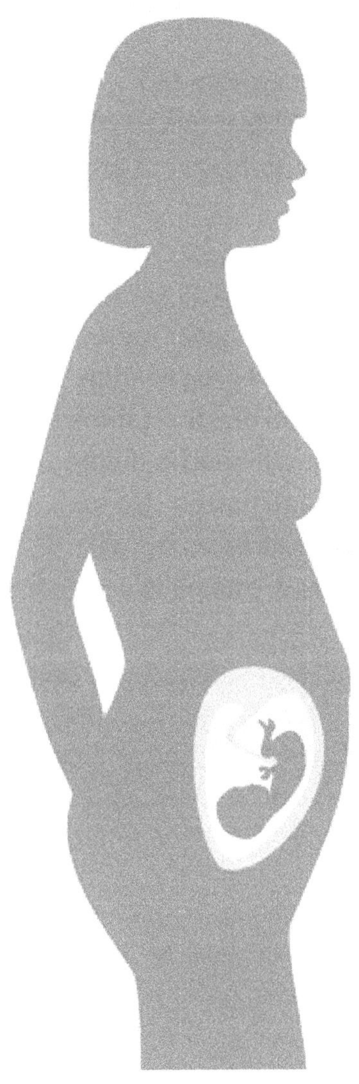

Para la gestante...tu útero es aproximadamente del tamaño de una bola de balompié. Ya la parte superior de tu útero se siente a la mitad entre tu ombligo y diafragma.

Tu bebé... Ya tu bebé mide unas 12 pulgadas (30 centímetros) y pesa entre 1 ½ a 1 ¾ libras (600 a 700 gramos). Ya ha ganado más peso, y se ve menos arrugado.

Para la pareja... ¿Sabías que ya en esta etapa es súper difícil que tu pareja se pueda arreglar o cuidar los pies? Una buena forma de acumular puntos es regalándole un certificado para una pedicura...mucho mejor si también le incluyes la manicura. Si no cuentas con mucho dinero, quizás puedes ofrecerle la pedicura tú mismo. No es necesario que el tratamiento que le ofrezcas sea de calidad de salón...pero por otra parte, esta no lo va a notar!

Cita con el Obstetra—Semana 21 a la 25

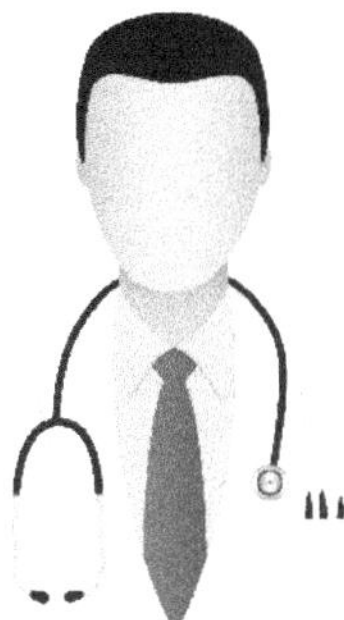
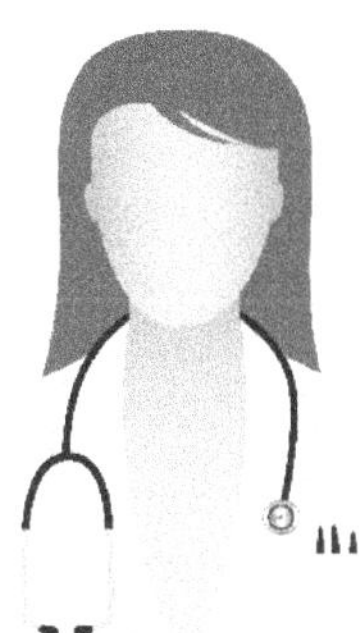

Ya pasaste a la segunda mitad de la gestación. Ya para esta etapa las citas con tu obstetra son bastante cortas en duración, ya que este ya cuenta con una base de información sobre tu salud, la cual el utiliza para determinar fácilmente si hay algo fuera de lugar.

En estas citas de seguimiento el médico continúa examinando tu peso, presión arterial, el tamaño de tu útero, y la prueba de orina. Aparte, también se te envía un cultivo vaginal para descartar la infección de **Estreptococo de tipo B** o GBS (*Beta Strep).* El GBS es una bacteria común que habita la vagina. Muchas gestantes que tienen GBS positivo no muestran ningún síntoma, pero si corren el riesgo de transmitir la bacteria a sus bebés durante el proceso del parto. Si la prueba de GBS da positiva, tu médico te comenzara el tratamiento con antibióticos de forma que la bacteria no pase a tu bebé.

Entre la semana 24 y 28 se te envía a hacerte la prueba de glucosa para descartar la **diabetes gestacional**.

Estreptococo Grupo B (GBS)

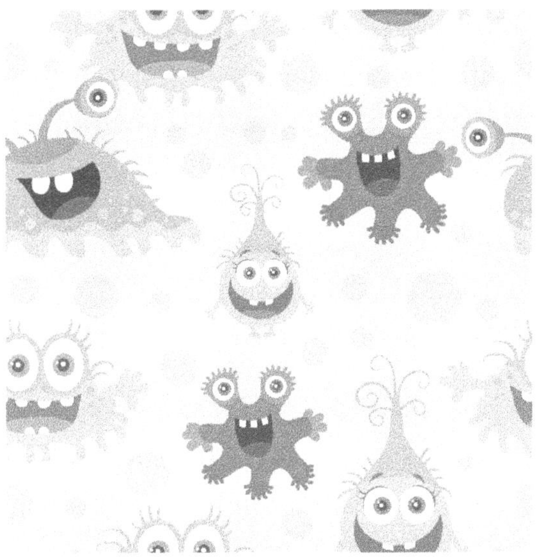

El estreptococo grupo B o GBS (siglas en Ingles) es un tipo de bacteria que es común encontrar en los intestinos, vagina y recto. Se piensa que entre un 20 a un 50% de las gestantes tienen esta bacteria en la vagina. Mientras que esta bacteria no es peligrosa para la persona (algunas desarrollan infección de orina o infecciones vaginales), sí es peligrosa para el bebé, ya que este puede contraer la bacteria en el momento del parto. Aproximadamente 1 de cada 2000 bebés se infectan de GBS.

Entre los síntomas más comunes en un recién nacido están los problemas respiratorios, inestabilidad para el bebé mantener la presión sanguínea, complicaciones renales (riñones), sepsis, pulmonía y meningitis (se piensa que el GBS también es la causa de muerte fetal uterina).

Es por esto por lo que todas las gestantes deben ser monitoreadas para esta infección durante la gestación. Generalmente los médicos obstetras envían un cultivo entre las semanas 35 y 37 de gestación. Para este cultivo, se introduce un palito de algodón en la vagina y en el recto. Esta prueba no es dolorosa, y se hace bastante rápido. El cultivo se envía a un laboratorio, y los resultados están listos en unas 48 horas.

Si la prueba de GBS da positiva, en el momento del parto se le da a la parturienta antibióticos vía intravenosa el día del parto, para prevenir que el bebé adquiera la infección. El medicamento antibiótico que más se utiliza es la penicilina.

Semana 26 de gestación

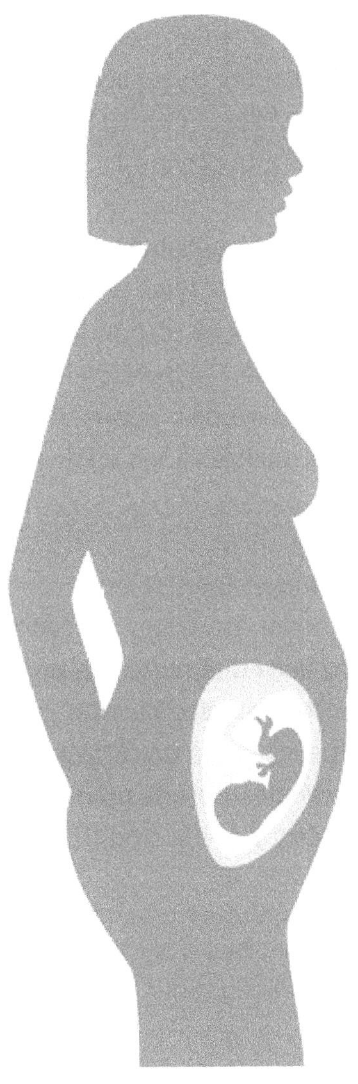

Para la gestante... Ya la parte superior de tu útero se siente a 2 ½ pulgadas (6 centímetros) sobre tu ombligo. Ya por el resto que te queda de gestación, tu útero crecerá ½ pulgada (1 centímetro) a la semana. Si te has mantenido vigilando tu peso a través de la gestación, tu ganancia de peso debe estar alrededor de 16 a 22 libras (7 a 10 kilos). Ya debes estar lista para tu próxima cita prenatal.

Tu bebé... Tu bebé mide alrededor de 13 pulgadas (33 centímetros) y pesa 2 libras (1 kilo). Los nervios de los oídos están más desarrollados, y ya tu bebé responde mucho mejor a los sonidos que escucha. Tu bebé continúa tragando líquido amniótico, lo cual le ayuda a desarrollar los pulmones. Si vas a tener un varoncito, ya sus testículos le han descendido al escroto.

Para la pareja... Ya al final del segundo trimestre las gestantes comienzan a sentirse menos atractivas. Es bien importante que le comuniques lo bella que se ve. Sal en una cita romántica con ella. También puedes sacarle una cita en un spa, o en un salón de belleza para un "Make Over". O quizás sea tan simple como comprarle un nuevo traje...solo asegúrate de que sea sexy y que le sirva!!!

Control de peso durante la gestación

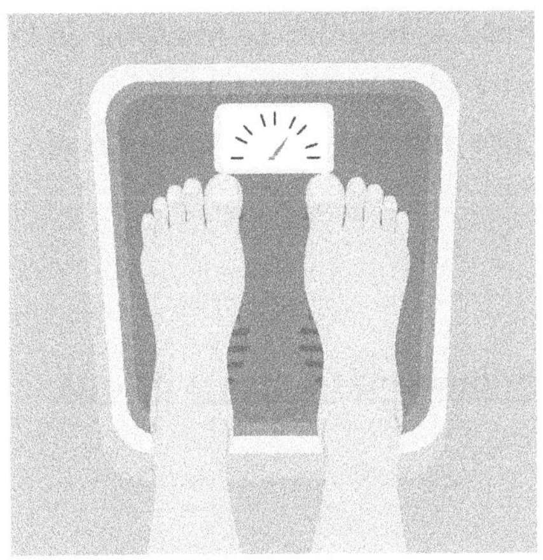

No importa cuál es el peso antes de la gestación, todas las gestantes o gestantes deben ganar de peso. Aún las que están clínicamente sobrepeso deben ganar un mínimo de 15 libras (6.800 kg) durante la gestación. Aquellas gestantes que están bajo peso deben ganar entre 25 y 35 libras (11.300 a 15.900 kg). Las gestantes o gestantes de gestación múltiples deben ganar aún más, aunque no hay establecido un estándar para cuanto deben ganar.

Una ganancia de peso "normal" es beneficiosa tanto para ti como para tu bebé. Las gestantes que se deprivan nutricionalmente durante la gestación tienden a tener bebés pequeños, enfermizos, que tienden a requerir hospitalización luego del nacimiento (NICU).

Muchas gestantes experimentan una ganancia leve de peso durante el primer trimestre—entre 6 a 11 libras (3 a 5 kg) . Mucha de esta ganancia es líquida. La mayoría de la ganancia de peso ocurre entre el segundo y tercer trimestre—entre una libra por semana, y un poco más al final.

La ganancia de peso se distribuye más o menos de esta manera:

7 libras (3.700 kg) de bebé
2 libras (1.000 kg) de líquido amniótico
2 libras (1.000 kg) de placenta
2 libras (1.000 kg) de tejido mamario
3 libras (1.300 kg) de volumen sanguíneo
2 libras (1.000 kg) de músculo uterino
4 libras (1.800 kg) de líquidos
8 libras (3.600 kg) reservas maternales

Semana 27 de gestación

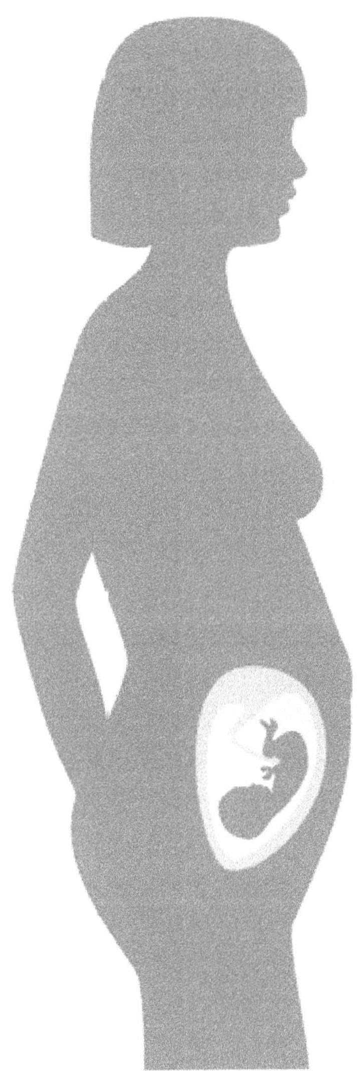

Para la gestante... Ya debes haber notado que tu bebé se está moviendo muchísimo. Algunos de estos movimientos son por el hipo, mientras otros parecen como si el bebé estuviese haciendo aeróbicos. Todos estos movimientos ayudan a que establezcas un enlace mayor con tu bebé.

Si todavía no te has matriculado en la clase de parto, no esperes más. Las clases de parto te proveen información actualizada de que esperar durante el trabajo de parto y el parto. También te enseñan diferentes técnicas para el manejo del dolor durante el parto, técnicas para acelerar el trabajo de parto, preparan bien a tu pareja para que te acompañe, y tienes la oportunidad de compartir con otras parejas gestantes. Se recomienda que ya hayas tomado la clase de parto para la semana 37, de forma que te encuentres preparada para el parto.

Tu bebé... Tu bebé ahora mide unas 14 pulgadas (36 centímetros) y pesa unas 2 ¼ libra (un poco más de un kilo). Ya para la semana 27 los bebés comienzan a abrir y cerrar los ojos. También ha comenzado a desarrollar el patrón de dormir...desgraciadamente los bebés confunden el día con la noche. Así que prepárate para sentirlo despierto y activo toda la noche y calmadito de día.

Para la pareja... Muchas de las tareas del hogar ya son muy difíciles para que tu pareja efectué con seguridad. Algunas son hasta peligrosas para esta y el bebé. Comparte las tareas, como por ejemplo, colocar cosas en los closets o en las tablillas altas del gabinete, lavar el baño, etc. Estos pequeños gestos valen un millón.

¿En qué consisten las clases de parto?

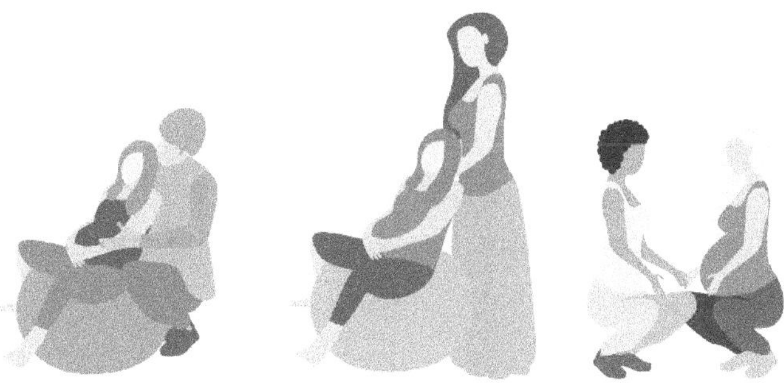

Una buena clase de parto debe tener un mayor alcance, y cubrir una mayor variedad de opciones disponibles tanto para la gestante, como para su acompañante, enfocándose en una amplia gama de opciones en lugar de una simple visión sobre el parto, permitiéndole a la gestante en el momento de parto poder elegir lo que mejor satisfaga sus necesidades durante el trabajo de parto y parto.

Entre los métodos de parto tradicionales, como Lamaze, Bradley, Alexander e Hipnoparto.

Con las técnicas de Lamaze se le enseña a la futura madre a utilizar técnicas de relajación y de respiración junto con la asistencia el acompañante para experimentar un parto más relajado.

Con las técnicas del método Bradley se hace hincapié en el ambiente especial durante el trabajo de parto—un ambiente calmado, sereno, cómodo.

Con las técnicas del método Alexander se le enseña que el dolor es algo totalmente normal y natural durante el trabajo de parto y se le enseña a la madre a utilizar posiciones y movimientos que ayudan a lidiar con el dolor y facilitan el parto.

Por último, **las técnicas de hipnoparto** le enseñan a la gestante como utilizar la autohipnosis para reducir los malestares del parto, alcanzando el autocontrol y la relajación.

La vacuna del Tdap durante la gestación

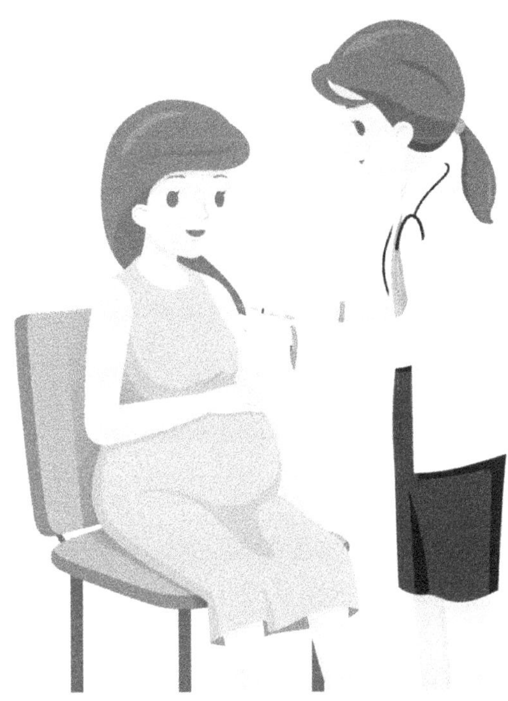

Los Centros para el Control y Prevención de Enfermedades (CDC) recomiendan que toda persona gestante se vacune contra la tosferina (Tdap) entre las semanas 27 y 36 de gestación; ya que al vacunarse la gestante, los anticuerpos pasan al bebé en útero (los bebés no pueden ser vacunados de Tdap hasta los dos meses de vida). La vacunación de Tdap es segura tanto para el bebé como para la gestante. Debido a que las personas que no están vacunadas pueden pasar la enfermedad al bebé; se recomienda que toda persona que va a estar cerca del bebé sea vacunada también.

V. Tercer Trimestre

Tercer Trimestre

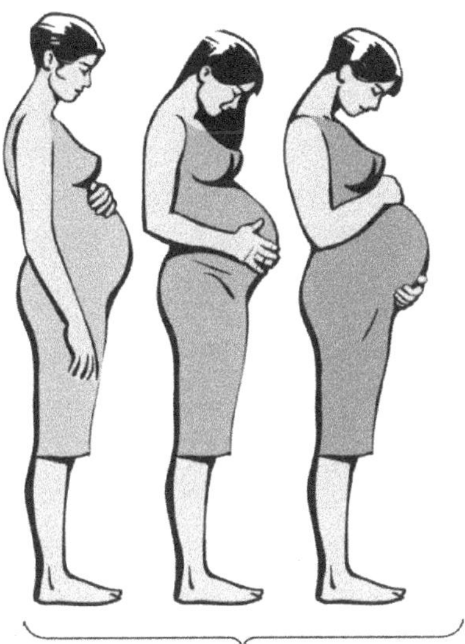

Tercer Trimestre

Estos son los últimos tres meses de gestación...el séptimo, octavo y noveno mes. Durante este trimestre los órganos del bebé comienzan a perfeccionarse y el bebé crece rápidamente. El bebé está casi listo para la vida en este mundo. Durante este trimestre no podemos negar la presencia de nuestro bebé...se nos ve en la barriga y en los movimientos del bebé. Es en esta etapa en que presentamos los sentimientos más conflictivos...estamos excitadas de que pronto tendremos a nuestro bebé con nosotras...pero a la vez, nos preocupamos sobre cómo será el parto. Es normal tener estos sentimientos; a todas nos han dado...pero lo bueno es que pronto el bebé estará aquí.

Feto de 28 Semanas o 7 meses

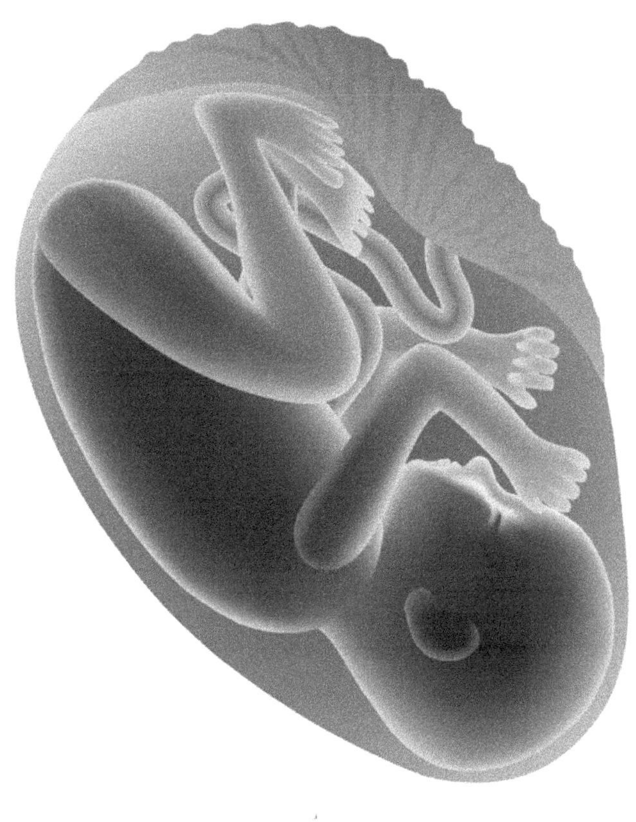

Semana 28 de gestación

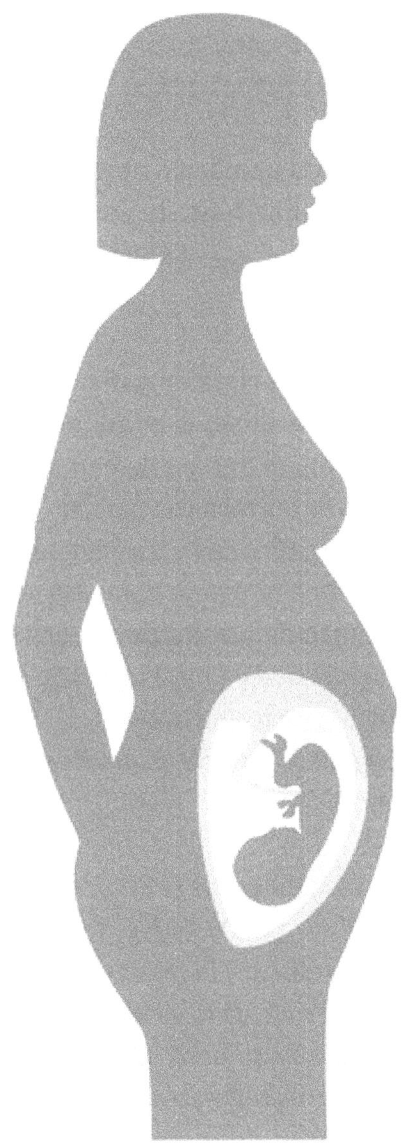

Para la gestante... Ya la parte superior de tu útero se siente a 3 ½ pulgadas (9 centímetros) sobre tu ombligo. Tu ganancia ideal de peso debe estar entre las 17 y 24 libras (7 a 10 kilos). Ya estás en tu tercer trimestre de gestación. Lo más seguro comiences a experimentar dolor en las piernas, estreñimiento, insomnio y hemorroides.

Lo más seguro comiences a visitar a tu médico obstetra más frecuente, quizás cada 2 semanas, hasta la semana 36. Si eres Rh negativo se te administrara el **Rhogam** a las 28 semanas, y también luego del parto.

Si todavía no te has matriculado en la clase de parto, no esperes más. Las clases de parto te proveen información actualizada de que esperar durante el trabajo de parto y el parto. También te enseñan diferentes técnicas para el manejo del dolor durante el parto, técnicas para acelerar el trabajo de parto, preparan bien a tu pareja para que te acompañe, y tienes la oportunidad de compartir con otras parejas gestantes. Se recomienda que ya hayas tomado la clase de parto para la semana 37, de forma que te encuentres preparada para el parto. También considera tomar un seminario de lactancia.

Tu bebé... Tu bebé mide unas 14 ½ pulgadas (37 centímetros) y pesa unas 2 ½ libras (1.100 kilos). Ya tu bebé está completamente desarrollado y la masa de su cerebro comienza a aumentar. El pelo ya le está creciendo más, y se ven las cejas y pestañas. Ya tu bebé se ve más gordito, ya que comienza a desarrollar almacenamientos de grasa debajo de la piel.

Para la pareja... Si todavía no lo han discutido en las clases de parto, este es el momento de practicar varias rutas de camino al hospital. Se creativo y encuentra la más corta y rápida de todas.

Las emociones durante el último trimestre de gestación

El tan solo esperar la llegada de un nuevo bebé causa un cambio dramático en nuestras vidas. Sin embargo, este tan feliz acontecimiento también puede ser un evento que nos puede causar también mucho estrés, como también nos puede traer muchas preocupaciones.

Al igual que los cambios físicos durante la gestación son diferentes para cada persona, igual son las reacciones emocionales durante la gestación. De igual forma, muchas gestantes o gestantes experimentan diferentes emociones y preocupaciones en distintos gestación.

Las reacciones emocionales de las gestantes se manifiestan en cambios de humor, en sentirse excitadas, y en volverse sumamente olvidadizas. También uno comienza a preocuparse por su salud, y mucho más por la salud del bebé.

Durante esta etapa, la pareja tiende a tomar el rol de "proveedor" y de "protector". Con este rol, la pareja suele comenzar a tener preocupaciones como si va a ser un buen criador, preocupaciones económicas, y preocupaciones sobre el parto.

Es importante que durante esta etapa la pareja reconozca y comparta sus preocupaciones. El no verbalizar los sentimientos podría significar que nuestras preocupaciones se materializaran en un momento inconveniente, como durante el trabajo de parto. Se recomienda que compartas tus preocupaciones con familiares, amigos, tu pareja y tu médico. Cuando tú médico conoce tus preocupaciones, este sabrá como asistirte durante el parto.

Retorno de la fatiga en el tercer trimestre

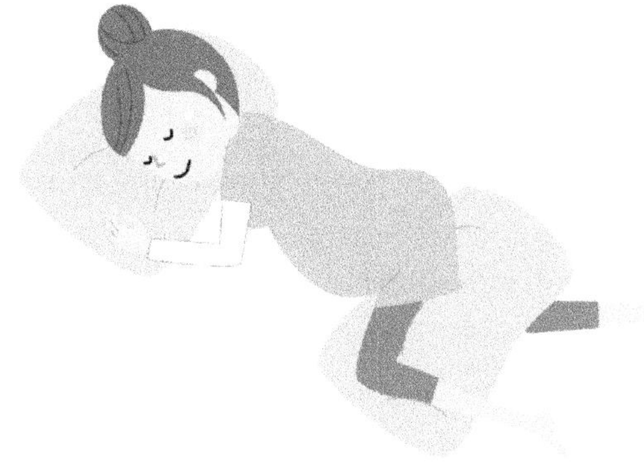

Mientras que en el segundo trimestre experimentamos energía adicional; ya para el tercer trimestre la fatiga retorna, sintiéndote extremadamente cansada y agotada. Ahora más que nunca es importante que intentes descansar, y tomes siestas durante el día; tengas una rutina de acostarte y levantarte (todos los días a la misma hora); consumas alimentos ricos en hierro; te ejercites diariamente (aunque sea por unos minutos); evites la cafeína; y aceptes la ayuda de familiares y amistades.

Escogiendo a las personas que te van a apoyar durante el trabajo de parto

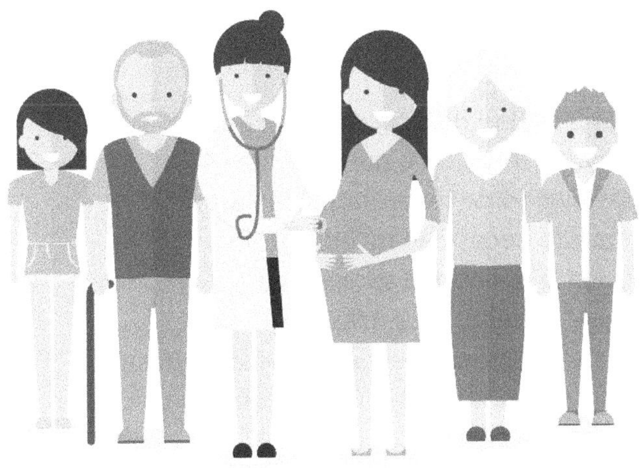

Ya durante el último trimestre comenzamos a planificar para nuestro parto. Como parte de estas preparaciones, debemos comenzar a pensar si deseamos o no tener a otra persona (en adición a nuestra pareja) en el trabajo de parto y parto.

Algunos hospitales tienen ciertas restricciones sobre cuantas personas pueden estar permitidas durante el trabajo de parto y el parto. Es importante que hagas tus averiguaciones, ya sea con tu médico o con el hospital, para saber si es permitido tener a una o más personas adicionales a tu pareja. Esto también es importante, en especial cuando queremos que uno de nuestros hijos esté presente en el parto.

Existe una gran evidencia científica que demuestra que es de beneficio para la parturienta el contar con personas de apoyo durante el parto. Entre los beneficios se incluyen:

- Menos necesidad de medicamentos para el manejo del dolor
- Menos necesidad de intervenciones medicas
- Disminuye el trabajo de parto y parto
- Más posibilidad de tener un parto natural
- Disminuye la necesidad de episiotomía
- Disminuye la necesidad de cesárea
- Disminuye el riesgo de estrés fetal
- Disminuye el riesgo en el bebé de estrés posnatal
- La gestante tiende a estar más satisfecha con su experiencia de parto
- La gestante se siente en control de su parto
- La gestante se siente más cómoda atendiendo a su bebé en la etapa posparto
- La persona tiende a lactar por mucho más tiempo

En algunos casos pensamos tener solo a nuestra pareja; y en otros casos pensamos en un familiar, o en una amiga cercana (o quizás se desee tener a todos los antes mencionados). Ten en cuenta que no todo el mundo está preparado para ayudarte durante el trabajo de parto y parto.

Si piensas tener a tus hijos presentes durante el trabajo de parto y parto, es importante que cuentes con una persona adicional para que los atienda.

También está la opción de apoyo profesional, conocido como la **Doula**. Estas están entrenadas en ofrecer guía, apoyo, y consejo durante el trabajo de parto y parto.

Por otra parte, las personas que tú escojas para apoyo durante el parto no necesariamente tienen que ser profesionales. Estos pueden incluir a familiares, amigos, tu pareja, etc. Lo importante es que quienes te vayan a apoyar durante el parto te apoyen de forma incondicional, tanto a nivel físico como emocional. También es importante que estas personas se preparen contigo durante las clases preparatorias de parto.

Es importante que nos sintamos totalmente cómodas con las personas que nos van a acompañar durante el trabajo de parto y el parto, de forma que el parto fluya y progrese bien. Por esto es tan importante que escojamos bien a nuestros acompañantes.

Entre las cosas que debemos considerar están:

- ¿Me llevo bien con esta persona?
- ¿Me sentiré cómoda de actuar como yo quiera...llorar, gritar, estar desnuda, hacer diferentes posiciones, etc.?
- ¿Me ofrecerá esta persona un apoyo real, o solo estará presente para el "show"?
- ¿Estará esta persona disponible 24 horas al día en lo que se presenta el parto?
- ¿Podrá venir a asistirme en el parto, no importa la circunstancia?
- ¿Es esta persona alguien positivo...o es una persona ansiosa y miedosa?
- ¿Aceptará esta persona el que luego decidas no tenerla el parto? (Ten en cuenta que tus emociones pueden cambiar)
- ¿Podría esta persona interferir con el rol de mi pareja?
- ¿Se lleva bien esta persona con mi pareja?
- ¿Hay vibraciones negativas de alguna forma u otra con esta persona?

Algunas veces familiares o amigos nos ponen presión para "invitarse" al parto, y al final, lo único que son durante el parto es un estorbo. Tampoco es recomendable tener personas ansiosas o nerviosas, o que interfieran con el rol de tu pareja. NO te dejes presionar a invitar a alguien. Es tu parto!!!

Semana 29 de gestación

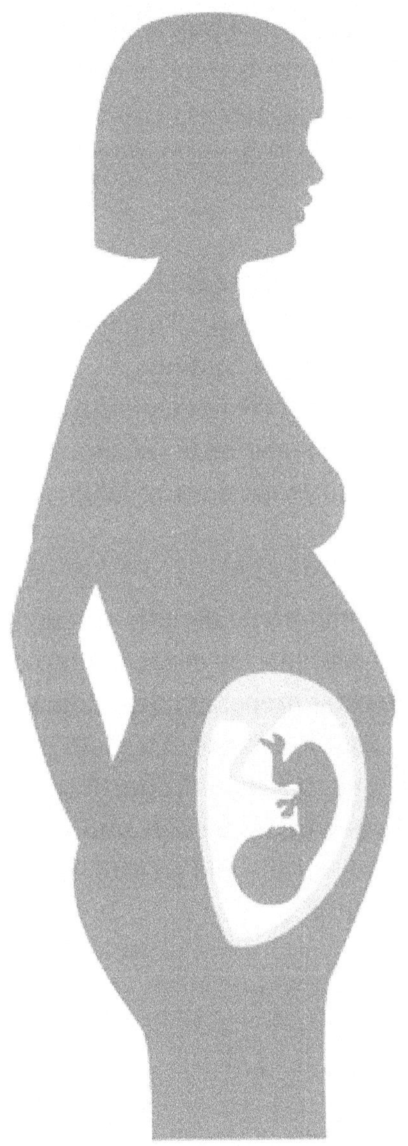

Para la gestante... Tu ganancia de peso en este momento debe estar entre 19 y 25 libras (8 a 11 kilos). Ya la parte superior de tu útero se siente de 3 ½ a 4 pulgadas (9 a 10 centímetros) sobre el ombligo. Entre las molestias comunes en esta etapa de gestación está el estreñimiento, con mucho dolor abdominal, pocas evacuaciones y excremento duro.

Tu bebé... Tu bebé mide unas 14 ½ pulgadas (37 centímetros) y pesa 2 ¾ libras (1.200 kilos). Tú bebé continúa ganando de peso y su cabeza continúa creciendo. Esto es debido a que el cerebro comienza a desarrollarse más rápidamente a partir de la semana 28. Los músculos y los pulmones continúan desarrollándose y madurando.

Para la pareja... Ahora es el momento de discutir acerca del parto y si vas a estar o no presente en el nacimiento de tu bebé. Una gestante debe estar preparada de antemano para saber con quienes va a contar durante el trabajo de parto y parto. Lo ideal sería que tú seas el acompañante de apoyo, pero de tu no querer o poder, deben ambos hacer los arreglos pertinentes para que ella no esté sola durante este gran acontecimiento.

Cita con el Obstetra—Semana 26 a la 29

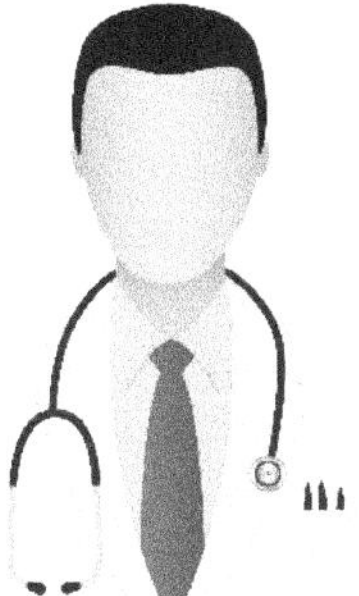
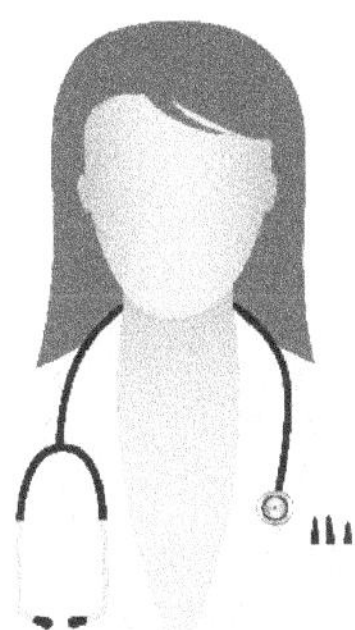

Ya terminaste tu segundo trimestre de la gestación y estas en la recta final acercándose cada día más el gran momento del parto. Si durante este tiempo has desarrollado alguna complicación en la gestación, tal y como la diabetes gestacional, alta presión, o síntomas de preeclampsia, puede que tus citas médicas comiencen a ser de cada dos semanas. De no tener ninguna complicación hasta el momento, tus citas continuaran siendo mensuales hasta la semana número 30.

Ya para estas semanas el médico comienza a prestarle más atención a tu ganancia de peso, ya que durante estas semanas es cuando el bebé crece más rápidamente y si tú te descuidas, también. Si tu ganancia de peso ha sido exagerada, puede que tu médico te refiera a una nutricionista para que te diseñe una dieta de forma que se controle tu ganancia de peso por el resto de la gestación.

La diabetes gestacional

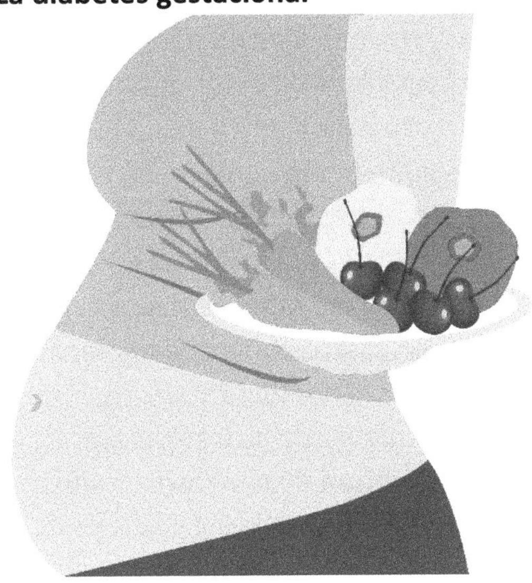

Un 4% de las gestantes suelen tener diabetes gestacional. Por lo general, los médicos obstetras envían un examen de glucosa alrededor de la semana 28 de gestación. Si esta prueba sale que la gestante tiene altos niveles de azúcar en la sangre, se diagnostica como diabetes gestacional. Por lo general, esta condición afecta a las gestantes a final de la gestación.

Aunque no se sabe la causa exacta de la condición, se sabe que la diabetes gestacional ocurre cuando el cuerpo no puede fabricar toda la insulina que necesita. La insulina es lo que nos ayuda a usar la glucosa (azúcar) para energía. Si la glucosa no es utilizada, esta se acumula en la sangre, y hace que suba los niveles de azúcar, lo que se conoce como **hiperglucemia**.

Si te diagnosticaron diabetes gestacional, es de suma importancia que sigas las recomendaciones de tu médico. Si se permite que se descontrole la diabetes gestacional, esto puede ser muy peligroso para ti y tú bebé. Los altos niveles de glucosa en la sangre harán que el bebé tenga también altos niveles; y toda esta "energía" adicional será almacenada en el bebé como grasa. Esto causa en el bebé una condición que se conoce como **macrosomía** (bebé obeso). Los bebés con macrosomía pueden tener problemas con el tamaño de sus hombros al nacer, problemas respiratorios, y bajones de azúcar al nacer. Debido a que los bebés que sufren de macrosomía son a veces tan grandes, es más común en ellos el parto por cesárea.

Es por esto por lo que tu médico intentará mantener los niveles de azúcar en la sangre a niveles iguales que las gestantes que no sufren de diabetes gestacional. En ciertos casos se te envía a una nutricionista para que te haga un plan especial de comidas; y en otros casos, algunas gestantes necesitan tomarse la prueba de azúcar en la sangre varias veces durante el día, como también requerir inyecciones de **insulina**.

La mayoría de los casos de diabetes gestacional se corrigen durante la gestación. Sin embargo, el riesgo de sufrir de diabetes gestacional en un embarazo futuro aumenta. En ciertos casos, muchas desarrollan **diabetes tipo I o tipo II** luego de la gestación. Tiende a haber una tendencia entre la diabetes gestacional y el desarrollo de diabetes tipo II.

Ten en mente que la diabetes gestacional es un tipo de diabetes que ocurre en la gestación, y que puede aumentar tanto los riesgos como las complicaciones tanto para la gestante como para el bebé durante la gestación o parto. La meta de la dieta o del plan de comidas es asegurarte que los niveles de azúcar en la sangre se mantengan en niveles normales. El punto más importante en cuanto a la dieta para la diabetes gestacional es una dieta saludable y balanceada; y asegurarse de evitar los alimentos no recomendables.

No azúcar—En cualquier caso de diabetes, se recomienda que se disminuya la ingesta de azucares, evitando dulces, comidas algas en azúcar o almidón, e inclusive, endulzadores artificiales.

Carbohidratos—Igual que debemos tener cuidado con la azúcar en cualquier caso de diabetes, igual de cuidado lo debemos tener con los carbohidratos. Recuerda que el cuerpo convierte los carbohidratos en azúcar, aumentando la azúcar en tu sangre. Una dieta buena para una gestante con diabetes gestacional debe ser alta en grasas saludables, proteína, y aquellos carbohidratos que contengan fibra (como la manzana, pan integral). Es bien importante considerar contar carbohidratos, y mantener el consumo de carbohidratos igual todos los días, para así mantener los niveles de azúcar en la sangre normales. Se recomienda mantenerse en 50 gramos de carbohidratos al día. Un servicio de carbohidrato puede ser entre los 12-15 gramos por comida (incluyendo las meriendas) que puede ser un servicio de pan integral, un vaso de leche, o una fruta. Por ejemplo, un servicio de vegetales tiene alrededor de 5 gramos de carbohidratos. Las carnes, grasas, y quesos no contienen carbohidratos.

Grasas—Uno de los consejos en caso de diabetes, es que el 30% de las calorías deben venir de las grasas. Sin embargo, se deben evitar las saturadas; deben ser mono saturadas, provenientes de nueces, aceite de oliva, aguacate, pescado.

Proteína—Se recomienda que en caso de diabetes gestacional un 15-30% de las calorías venga de las proteínas.

Fibra—El cuerpo se tarda más en digerir las fibras; así que durante la digestión de alimentos altos en fibra, ayuda a que el cuerpo balancee los niveles de azúcar en la sangre. Buenas fuentes de fibra son los granos, el brócoli, la lechuga y las habichuelas.

Calorías—Se recomienda que las gestantes consuman 300 calorías adicionales a su dieta durante el segundo y tercer trimestre de gestación, para una ganancia de peso óptima. Para asegurarse que el bebé crece y se desarrolla de forma normal se recomienda que se incluya un 10-12 gramos adicionales de proteína por día; y que las calorías vengan mayormente de proteínas y grasas (20-30%) y el resto de los carbohidratos ricos en fibra.

Meriendas—Buenas fuentes para meriendas son galletas integrales con queso, frutas con fibra, pan integral con mantequilla de maní.

Comidas frecuentes—Es bien importante tener un horario para las comidas y meriendas, y cumplir con este horario. Si saltas meriendas o comidas, te puede dar un bajón de azúcar; y sentirte débil o mareada.

Porciones pequeñas—Es mejor considerar comidas frecuentes y pequeñas en lugar de tres comidas grandes al día. De esa forma tu cuerpo responderá mejor a la insulina.

Semana 30 de gestación

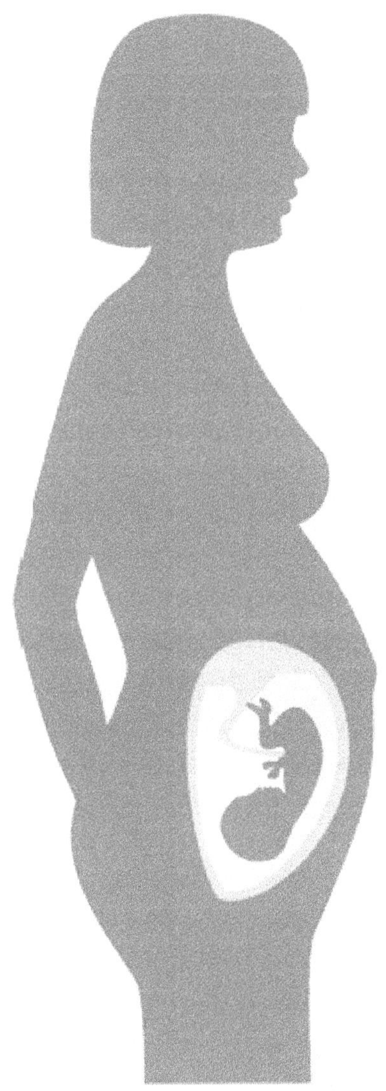

Para la gestante... Ya habrás notado que te cansas de nada...y para colmo, ahora se te hace difícil dormirte en las noches. Y por si esto no fuese todo, encima están tus cambios constantes de humor.

Por otra parte, tu cuerpo se encuentra produciendo un sinnúmero de hormonas, algunas de la cuales causan que tus ligamentos estén más sueltos. Esto hace que los pies se pongan más grandes. Muchas cuentan que sus pies aumentaron 1 tamaño de zapato durante la gestación. Esto por lo general es un cambio permanente.

Ya lo que te falta son 10 semanas más para que tengas a tu bebé en tus brazos. Este es el momento para pensar en las diferentes maneras que tienes disponible para el manejo del dolor durante el parto. Las clases de parto te proveen información actualizada de que esperar durante el trabajo de parto y el parto. También te enseñan diferentes técnicas para el manejo del dolor durante el parto, técnicas para acelerar el trabajo de parto, preparan bien a tu pareja para que te acompañe. Se recomienda que ya hayas tomado la clase de parto para la semana 37, de forma que te encuentres preparada para el parto.

Muchas en esta etapa de la gestación reportan sentir mucho dolor de espalda. Esto está relacionado a tu ganancia de peso en conjunto con el crecimiento del bebé. Si tienes mucho dolor de espalda, debes evaluar tu postura.

Tu bebé... Tu bebé mide 14 ¾ pulgadas (37 centímetros) y pesa unas 3 libras (1.400 kilos). Ya este toma una gran parte de tu útero. Tu cuerpo comienza a permitir que tu útero se extienda por debajo de las costillas. Los ojos de tu bebé están más maduros y este puede diferenciar entre la luz y la oscuridad. Los bebés de 30 semanas de gestación pueden seguir una fuente de luz con sus ojos.

Para la pareja... Ya de seguro habrás sentido a tu bebé moverse. Pasa tiempo junto a tu pareja de forma que puedas descansar tu mano sobre su barriga, de forma que puedas sentir al bebé moverse. El compartir el movimiento de tu bebé con tu pareja te ayuda a mejorar el enlace entre tú, tu pareja y tu bebé. Hagan de estos momentos uno especial.

Todo lo que necesitas saber sobre la cérvix

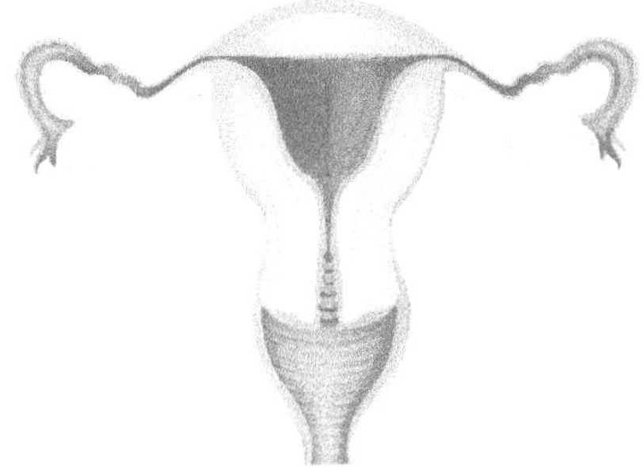

Me parece que nunca pensamos en nuestro cérvix, hasta que estamos gestando. Entonces nos preguntamos, ¿Qué es el cérvix, y qué papel juega en la gestación y parto? Este escrito te ayudará a contestar todas tus dudas acerca de esta pieza tan importante en nuestra anatomía.

¿Qué es la cérvix? La cérvix es la apertura del útero o matriz. Se encuentra entre la vagina y el útero, y juega un papel importante tanto en la gestación como el parto. Durante la gestación, esta se mantiene cerrada (su apertura está sellada por el **tapón mucoso**).

¿Cuán grande es la apertura de la cérvix? Esto dependerá de si la gestante ha tenido partos vaginales previos o no. Si nunca ha parido antes, la apertura de la cérvix es pequeña, en algunos casos, tan pequeña como la cabeza de un alfiler; pero suficientemente grande para permitir que salga la sangre menstrual. Si la persona ya ha tenido un parto vaginal, la apertura de la cérvix parece una ranura (le llaman boca de pescado), pero la parte interna, donde se une la cerviz y el útero se mantiene cerrada.

¿Cómo se transforma la cérvix durante la gestación? La cérvix está estructurada, de forma que proteja al feto durante su desarrollo. Está diseñada para mantenerse cerrada y proveer resistencia a la presión que ocurre debido al crecimiento, tanto del feto, como del útero. Una vez comienza el parto, la cérvix cede a la presión intrauterina y a las contracciones, permitiendo así la dilatación y el borramiento. La cérvix está compuesta mayormente de colágeno, y este provee a la cérvix su consistencia durante la gestación.

¿A qué se refiere que la cérvix maduró? Una vez la gestación esta cercano a su término, la cérvix comienza a "madurar". Cuando esto ocurre, la cérvix comienza a tener un contenido mayor de agua, junto con más vascularizad. Esto hace que la cerviz sea más suave y aún se vea cianótica (de color azul). Estos cambios permiten que la cérvix se estire y se ponga más delgada, de forma que pueda responder al mecanismo de las contracciones. Durante el parto, la cérvix va desde estar cerrada a dilatarse unos 10 centímetros, de forma que la cabeza del bebé pueda salir del útero hacia la vagina.

¿A qué se refiere que la cérvix esta corta? Usualmente la cérvix tiene un largo equivalente a 3 centímetros. Esto se puede determinar por el examen pélvico de tu médico obstetra o partera, como a través de ultrasonido, donde se puede visualizar y medir la cérvix. Si la cérvix mide menos de 3 centímetros, esto puede indicar un problema potencia, como cerviz incompetente, que es una de las causas más comunes del parto prematuro. De este ser el caso, la gestante necesita un seguimiento más seguido.

¿Qué es una cérvix incompetente? La cérvix solo está diseñada para acortarse y expandirse con las contracciones preparto y de parto. Si la cérvix se está acortando y expandiéndose sin contracciones, entonces es una **cérvix incompetente**. Si la cérvix no puede mantenerse cerrada durante la gestación, esto puede causar un parto prematuro.

¿Qué es un cerclaje de la cérvix? Si la cérvix es incompetente, el médico obstetra puede sugerir un cerclaje de la cérvix. Esto significa que el médico tomara unos puntos de sutura en la cérvix, para ayudar a mantenerla cerrada. Esto es extremadamente raro; siendo tan solo 1% de las gestantes o gestantes que lo necesitan.

¿Es la cérvix lo que se mide y lo que se dilata? Cuando el médico o partera te hace un examen pélvico, lo que está evaluando es en que **estación** se está presentando la cabeza del bebé. También se evalúa la cérvix para su grosor y **dilatación**. El progreso normal del parto ocurre cuando las contracciones son regulares junto con cambios progresivos en la cérvix. Si esto no ocurre, el obstetra o partera evalúa el parto y su progreso, para determinar cuál es problema, como pobre calidad de contracciones, parturienta muy tensa, etc.

¿Puede tener una gestante o gestante una cérvix muy pequeña? El tamaño de la cerviz previo al gestación o durante la gestación no determina si el parto va a progresar o no. Es la calidad de las contracciones, el tamaño del bebé, la presentación del bebé, y la estación donde el bebé se encuentre lo que permite que la cérvix se dilate. En casos raros es donde ocurre una cérvix estenótica, donde la cerviz está completamente cerrada, y no dilata. Esto puede ocurrir debido a infección, cirugía, radiación, o anomalía genética.

¿Qué es el tapón mucoso? El tapón mucoso es una colección de moco dentro de la cérvix. Cuando la cérvix comienza a borrar o dilatarse, parte de esta mucosidad sale. Esto es indicador de que el parto está cerca.

¿La cérvix baja durante la gestación? El útero completo prolapsa luego de un parto vaginal. En ciertos casos esta tan bajo que se puede sentir cerca de la salida de la vagina.

Cuidado de la espalda y la postura durante la gestación

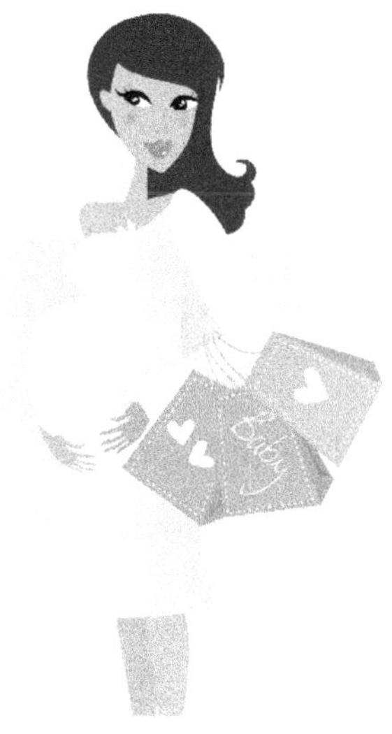

El dolor de espalda es común durante la gestación. Mientras más crece tu bebé, más crece tu vientre, y mayor son los efectos de la gravedad sobre tu cuerpo y sobre tu balance. El cuidar tu espalda es una tarea diaria durante la gestación y luego del nacimiento de tu bebé.

Mientras tu cuerpo va cambiando con la gestación, quizás ya hayas notado que las posiciones ordinarias como el sentarse o el pararse ya no son tan cómodas y quizás hasta te sientas extraña. La clave para el cuidado de la espalda durante la gestación lo es la buena postura. Al pararte correctamente, distribuyes bien el peso adicional de la gestación, sin tener que lastimar ni la espalda ni los músculos abdominales.

Trata de mantener la espalda derecha y la cabeza erguida (hacia el frente). Imagínate que hay una soga imaginaria halándote por la cabeza hacia arriba y estirando la espalda.

Si fuese necesario que estés parada por mucho espacio de tiempo, es preferible mantener un pie levantado sobre una banqueta ("stool"). Esto ayuda a aliviar la tensión sobre la espalda.

Si estas barriendo o pasando la aspiradora, trata de pararte con un pie hacia delante y las rodillas dobladas. De esta manera puedes balancear el peso con más comodidad. Si por el contrario, pasas la mayor parte del día sentada, es bien importante que la silla o el sillón sea uno apropiado.

El asiento debe estar a una altura apropiada, de forma que tus pies descansen planos sobre el piso. El asiento debe ser lo suficientemente largo, que pueda por si solo apoyar tus muslos, y lo suficientemente mullido, que pueda ofrecer apoyo tanto a tu espalda baja, mientras tu espalda descansa sobre el espaldar de la silla o sillón.

El espaldar debe ser lo suficientemente alto para apoyar tus hombros...aún más preferible, si este puede apoyar tu cabeza.

Los brazos de la silla o el sillón deben estar a la altura apropiada para que puedas descansar tus brazos con comodidad cuando estés sentada derecha.

Trata de compartir las tareas del hogar con los otros miembros de la familia. Es necesario que estos entiendan que parte de su rol es cuidar y proteger a la madre gestante. Acepta la ayuda de familiares y amigos, tanto durante la gestación como luego del parto.

Cuando se está gestando, también presentamos dificultad de encontrar una posición cómoda para dormir. Lo más seguro es que tan siquiera puedas utilizar tu posición preferida. La posición preferida para dormir durante la gestación es acostada de lado, especialmente si es hacia el lado izquierdo, ya que esta posición beneficia a la circulación de la sangre.

Por otra parte, préstale atención al matress (colchón) de la cama. Este debe ser firme. Trata de escoger una posición que no ponga tensión ni en tu cuello ni en tu espalda. No olvides cambiar de posición durante la noche, ya que esto también ayuda tanto a la circulación como a tu espalda. Y por último, evita dormir sobre tu barriga, ya que esto pone demasiada presión sobre tu cuello y tu espalda.

Ejercicios Kegel

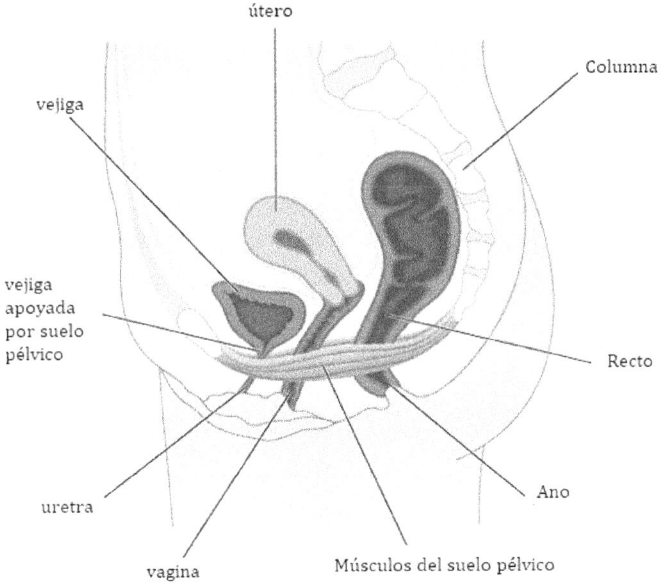

Los ejercicios Kegel son unos ejercicios para fortalecer nuestro suelo pélvico (capa de músculos en nuestra pelvis, que van desde el coxis hasta el hueso púbico). El suelo pélvico es como un tipo de hamaca, cuya función primaria es apoyar los órganos en la pelvis, y mantenerlos en su sitio, que incluye el útero, la vejiga, y el intestino. El suelo pélvico es lo que nos da control sobre la vejiga y el recto cuando orinamos o evacuamos, como también para controlar la flatulencia. Un suelo pélvico saludable evita que se nos escape la orina, y las hemorroides.

Los ejercicios Kegel son efectivos para fortalecer el suelo pélvico; y prevenir o tratar cualquier problema, en este caso, debido a la gestación y ganancia de peso. Los Kegel son relativamente simples; y consisten en "apretar" repetitivamente los músculos del suelo pélvico. Solo hay que apretar los músculos; aguantar por unos segundos; soltar los músculos; y repetir.

Una forma fácil de identificar cuales músculos es hacer los Kegel mientras se orina (se deja fluir la orina; se aprietan los músculos del suelo pélvico para aguantar el flujo; y luego se deja que continúe el flujo de la orina. Sin embargo, no se recomienda practicar los Kegel mientras se orina, ya que el hacerlo aumenta el riesgo de infecciones urinarias.

Semana 31 de gestación

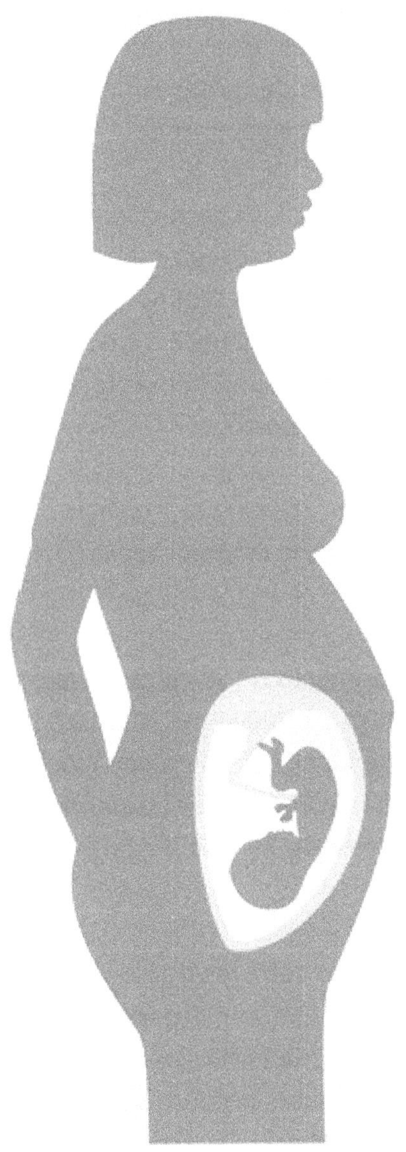

Para la gestante... Quizás has notado una sustancia cremosa y amarillenta salir de tus pechos. Esta sustancia se conoce como calostro. El calostro se comienza a producir desde el cuarto mes de gestación, y dura hasta unos días después del parto. No todas goterean calostro, pero si te está sucediendo, esto es algo normal.

Muchas comienzan a experimentar las contracciones de práctica Braxton Hicks. En estas, los músculos del útero se contraen por aproximadamente 20 a 60 segundos (en algunos casos hasta 2 minutos). Estas contracciones te preparan para el parto. Aprovecha y practica las técnicas que te enseñamos en las clases de parto.

Comienza a leer de cómo prepararte para la lactancia de tu bebé. Esto te ayudara a brindarle el mejor regalo del mundo a tu bebé.

Tu bebé...tu bebé ya mide 15 pulgadas (38 centímetros) y pesa entre 3 ½ y 4 libras (1.600 a 1.800 kilos). Durante las próximas semanas tu bebé ganara de peso mucho más rápido. Recuerda que el bebé promedio nace pesando 7 ½ libras (3.400 kilos) y midiendo entre 19 y 21 pulgadas de largo (48 a 53 centímetros).

Para la pareja... El tener un nuevo bebé les trae mucha ansiedad a los nuevos criadores. Estas ansiedades disminuyen cuando nosotros los criadores estamos bien preparados. Consideren tomar clases preparatorias para el parto, clases de Primeros Auxilios y RCP, clases de lactancia, etc.

Contracciones Braxton Hicks

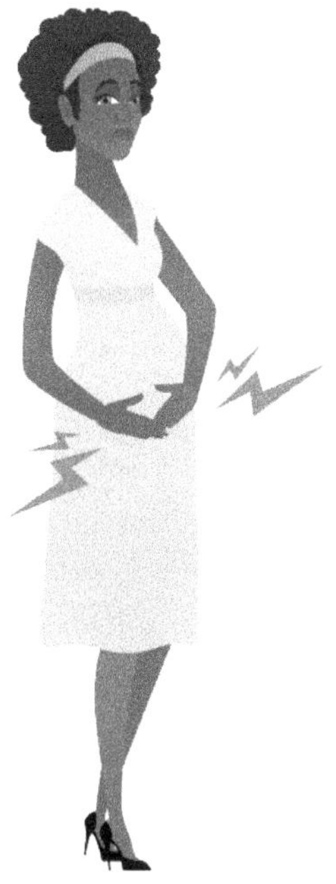

Se les conoce a las contracciones de Braxton Hicks como contracciones de práctica. Estas son contracciones que por lo general duran entre 30 y 60 segundos, que te preparan para el trabajo de parto real. Hay varias formas de aliviar las contracciones de Braxton Hicks:

- Cambia de posición...acuéstate si estabas parada o párate y camina si estabas acostada.
- Toma un baño tibio por unos 30 minutos.
- Toma varios vasos de agua, ya que las contracciones de Braxton Hicks pueden ser causadas por deshidratación.
- Bebé un vaso de leche.

De las contracciones no aliviársete, consulta a tu médico.

Túnel carpal

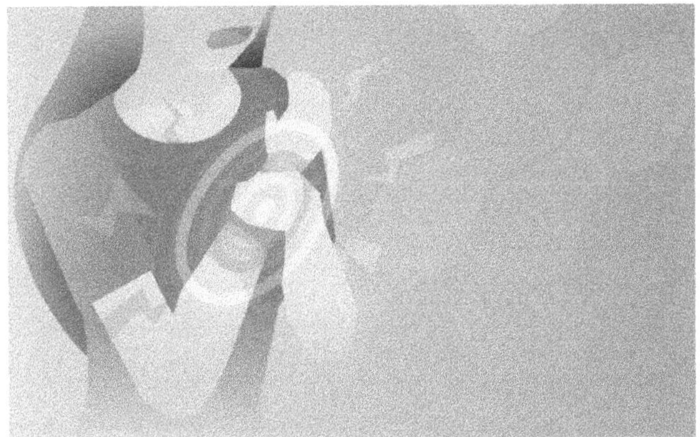

El túnel carpal es un problema común durante la gestación, en especial durante el tercer trimestre (62% de las gestantes). Esto es debido a que la retención de líquidos junto con la ganancia de peso en la gestación ponen presión sobre el nervio mediano en la muñeca, causando dolor, cosquilleo, adormecimiento, y debilidad en las manos y dedos de la gestante.

Para aliviar estas molestias se recomienda hacer menos actividades repetitivas con las manos (como el uso de la computadora, o el tejer); y usar una muñequera que entablille la muñeca en un posición neutral (para reducir la presión en el nervio).

Feto de 32 Semanas o 8 Meses

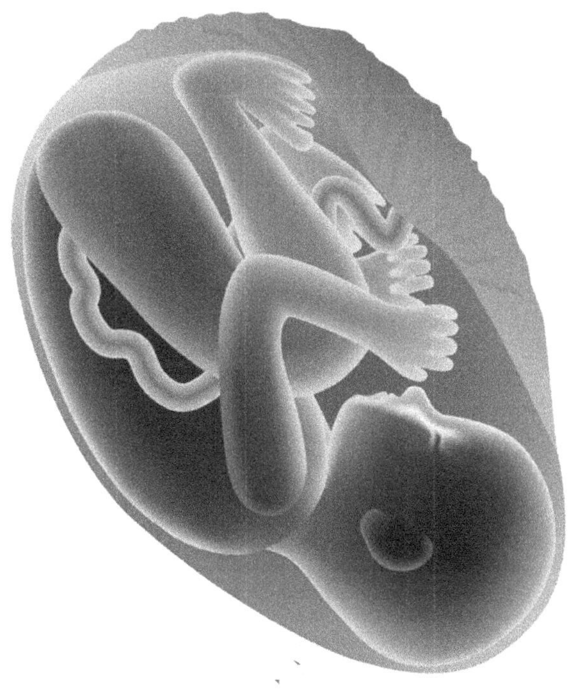

Semana 32 de gestación

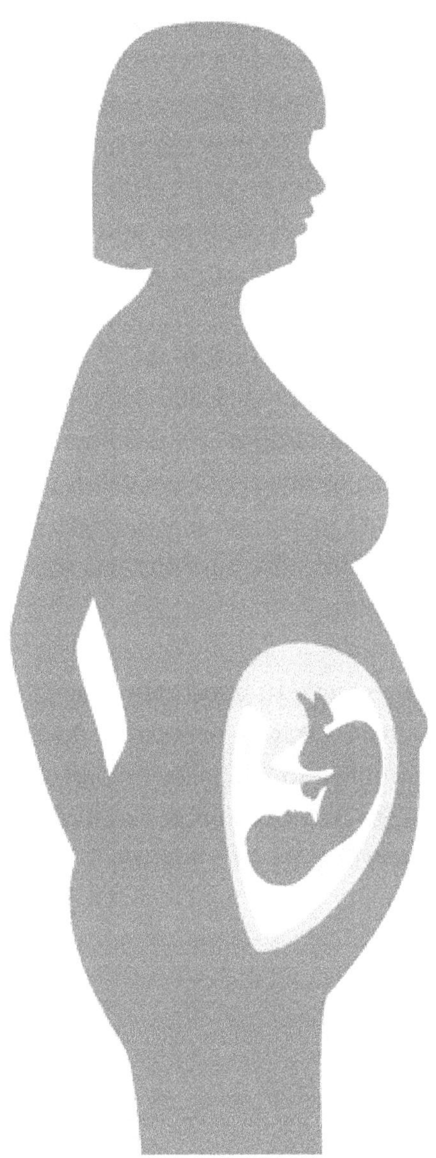

Para la gestante... La parte superior de tu útero se encuentra a 5 pulgadas (13 centímetros) sobre tu ombligo. Esto causa que tengas dificultad en respirar y que te sientas sin aliento. Todo esto es debido a la presión que el útero causa sobre tu diafragma. Esta misma presión causa que aumente tu acidez estomacal. Lo más seguro tu ganancia de peso es de una libra por semana (200 gramos). Lo más seguro tus visitas al obstetra serán semanalmente.

Tu bebé... Tu bebé mide entre 15 y 17 pulgadas (38 a 43 centímetros) y pesa entre 4 y 4 ½ libras (1.800 a 2 kilos). Sus deditos están todos bien formaditos, y sus pulmones continúan madurándose, pero todavía le faltan varias semanas para estar totalmente maduros. El esqueleto de tu bebé está completamente formado, pero todavía sus huesos son suaves y moldeables.

Para la pareja... Ya el nacimiento de tu bebé está a la vuelta de la esquina. Si piensas estar en el nacimiento de tu bebé, ya debes haber comenzado las clases de parto. Aun siendo el parto un evento natural, siempre es bueno que ambos conozcan cómo será este gran evento.

Acidez en la gestación

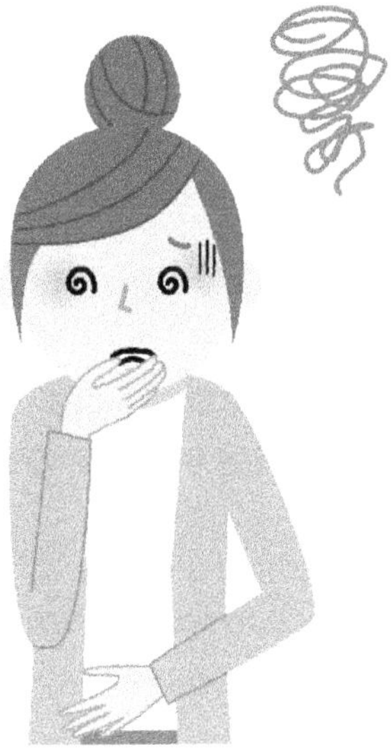

La acidez es bien común durante la gestación (se piensa que la mitad de las gestantes sufren de acidez). La acidez ocurre cuando los fluidos del estómago suben, causando quemazón en el esófago y dolor en el pecho. En ciertos casos, sientes un sabor amargo en la boca. La acidez en la gestación ocurre debido a que el crecimiento del útero junto con las hormonas de parto. Por eso la acidez es más común durante el segundo y tercer trimestre de gestación.

Para evitar la acidez puedes:

- ❖ Evitar comer muy rápido
- ❖ Evitar alimentos fritos
- ❖ Evitar alimentos muy condimentados
- ❖ Evitar productos a base de tomate
- ❖ Evitar el chocolate
- ❖ Evitar la mostaza o el vinagre
- ❖ Sentarte derecha
- ❖ Permanecer sentada luego de las comidas
- ❖ Usar suficientes almohadas para mantenerte elevada mientras duermes
- ❖ Beber leche
- ❖ Usar TUMS (discutirlo antes con tu médico)
- ❖ Evitar bebidas cafeinadas, carbonatadas o que contengan alcohol
- ❖ Evitar jugos y alimentos ácidos
- ❖ No ganar una cantidad excesiva de peso

Dolor de cabeza durante el tercer trimestre

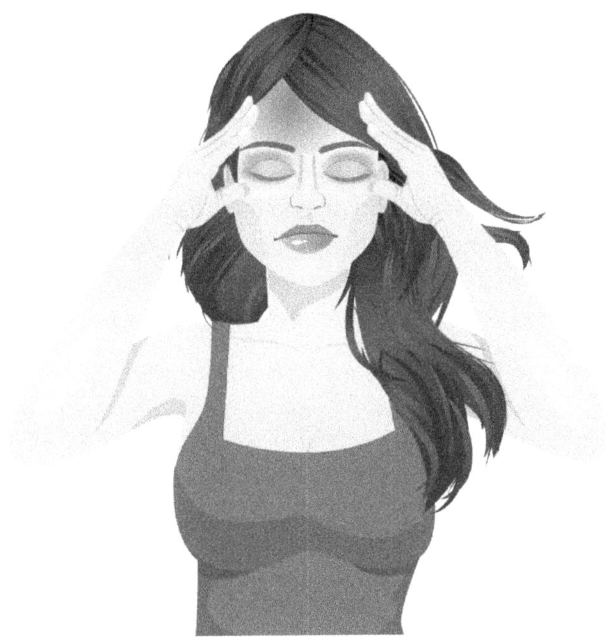

Los dolores de cabeza y las migrañas son más comunes durante el primer y tercer trimestre de gestación. Y mientras que durante el primer trimestre son más comunes por el aumento en el volumen de sangre en la gestante, junto con las hormonas de la gestación; ya en el tercer trimestre estos suelen ocurrir debido al cambio de postura en la gestante, problemas al dormir, y el estrés.

Suelen ser de gran ayuda los masajes prenatales (alivia la tensión en el cuello y hombros); mantener los niveles de azúcar estables (comidas pequeñas a través del día); dormir con una almohada entre las piernas (alivia a distribuir el peso corporal); mantener un horario de sueño regular de acostarse y levantarse; cuando hay un episodio, irse a un lugar callado y oscuro; evitar alimentos que provocan dolor de cabeza (chocolate, yogurt, queso, maní, carnes curadas, y crema agria); acetaminofén o ibuprofeno para el manejo del dolor.

NOTA: Si el dolor de cabeza o migraña no se va; empeora; o está acompañado de hinchazón de las manos, de la cara; hay visión borrosa; o dificultad al respirar; debe comunicarse con su médico de inmediato.

Semana 33 de gestación

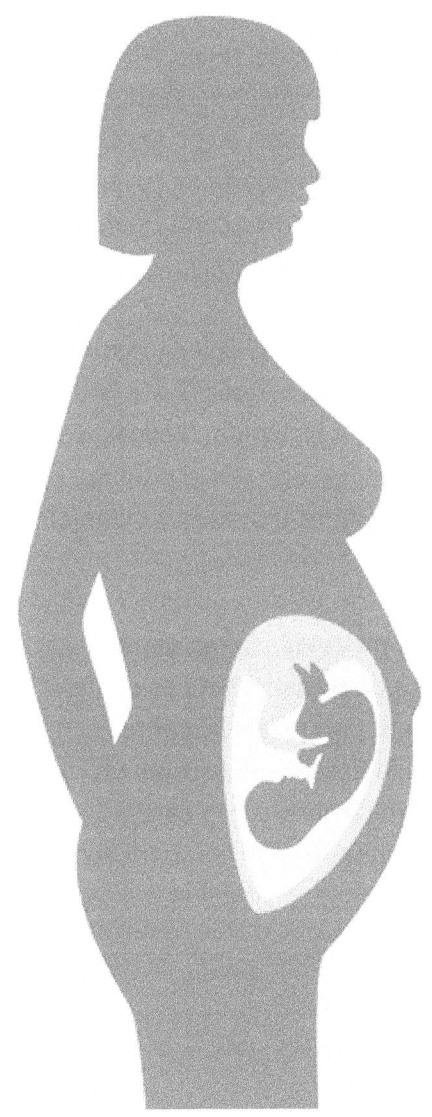

Para la gestante... La parte superior de tu útero está a unas 5 pulgadas (13 centímetros) por encima del ombligo. Tu ganancia ideal de peso debe estar entre las 22 y 28 libras (10 a 13 kilos). Muchas se preguntan si todavía es seguro tener relaciones sexuales en esta etapa final de la gestación. En sí, las relaciones sexuales son seguras, siempre y cuando tu médico no te haya dicho lo contrario. Sin embargo, ten en cuenta que el tamaño de tu cuerpo hará que sea más difícil tener relaciones con tu pareja. Lo importante es buscar una posición cómoda.

Tu bebé... Tu bebé mide entre 15 ¾ y 17 ¼ pulgadas(40 a 43 centímetros) y pesa entre 4 ½ a 5 libras (2 a 2.600 kilos). Su piel se ve menos roja y arrugada. Todos sus huesos se están endureciendo, excepto en el cráneo. Los huesos del cráneo deben permanecer suaves y manejables para el parto.

Para la pareja... Aun cuando todavía le faltan varias semanas para el nacimiento de tu bebé, este es el mejor momento para discutir con tu pareja las diferentes opciones para el control de la natalidad. Escojan un método que sea efectivo para ambos como pareja. Recuerda que no todos los métodos son compatibles con la lactancia.

El sexo durante el último trimestre de gestación

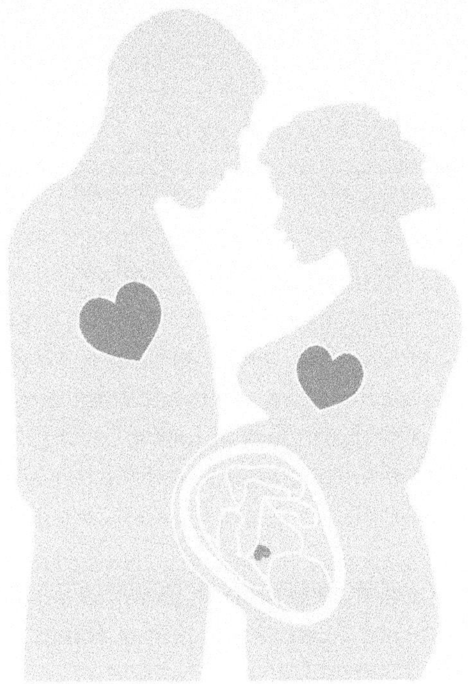

Ya para la semana 32 el bebé esta tan grande que una comienza a sentirse cansada, pesada y "gorda". Para el colmo, también comienzan otras molestias como acidez, dolor de espalda, dolor en las caderas, viajes frecuentes al baño, calambres, edema en las piernas, y contracción de Braxton Hicks. Todas estas cosas pueden contribuir a disminuirnos el interés en el sexo.

Muchas veces la única excepción para nosotras de tener interés en el sexo es cuando queremos tener sexo como manera de "**inducir el parto**". Se sabe que las relaciones sexuales ayudan a madurar la cerviz y por ende, contribuye a "inducir" el parto. Esto tiende a ser una buena motivación, en especial cuando nos estamos acercando a la fecha de parto.

Durante las últimas semanas de gestación, las **prostaglandinas** que contiene el semen ayudan a madurar y borrar la cerviz, lo cual ayuda a dilatar y reducirnos el pasarnos de la fecha de parto.

A algunas personas les preocupa que el orgasmo o la misma relación sexual de comienzo al parto. Pueden estar tranquilos, ya que esto no ocurriría, a menos de que el útero ya esté listo para el parto. Hay que tener claro que ningún método, natural o médico, para inducir el parto funciona a menos que realmente tu cuerpo esté listo para el parto.

Ya durante el último trimestre de gestación (a veces desde la semana 20 de gestación) el útero se encuentra activo con las contracciones de **Braxton Hicks**. Estas son contracciones de “practica”, para preparar el útero para el parto. También es normal que la mujer experimente contracciones de Braxton Hicks luego de haber tenido un orgasmo o relaciones sexuales.

Dificultad para dormir en el tercer trimestre

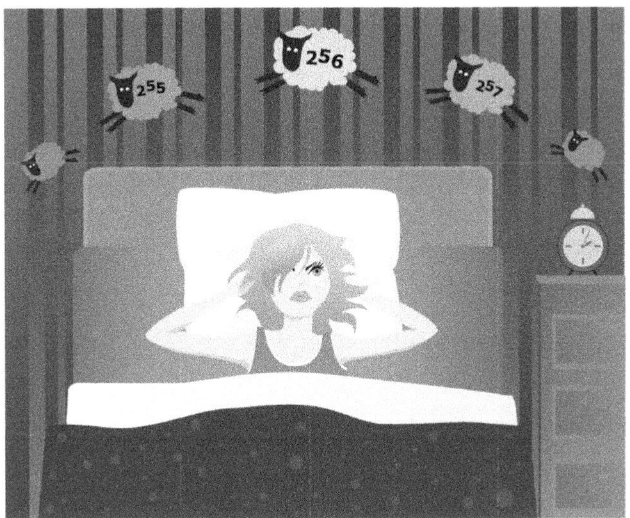

Entre encontrar una posición cómoda, las calenturas y sudores nocturnos, la acidez, el orinar constante, y las preocupaciones del parto; es común que 78-98% de las gestantes experimenten problemas para dormir en el tercer trimestre.

Entre las recomendaciones que se dan para un mejor dormir están:

- Evitar alimentos que causen acidez
- No comer cerca de la hora de dormir
- Ejercitarse durante el día
- Dejar las siestas para temprano en el día
- Que la habitación tenga una buena temperatura (usualmente a las gestantes le gusta el frio)
- Utilizar almohadas para ayudar a conseguir una buena posición al dormir

- Evitar los electrónicos antes de irse a la cama
- Leer antes de dormir (en papel)
- Mantener una rutina de acostarse y levantarse a la misma hora
- Tecnicas de relajación

Cita con el Obstetra—Semana 30 a la 33

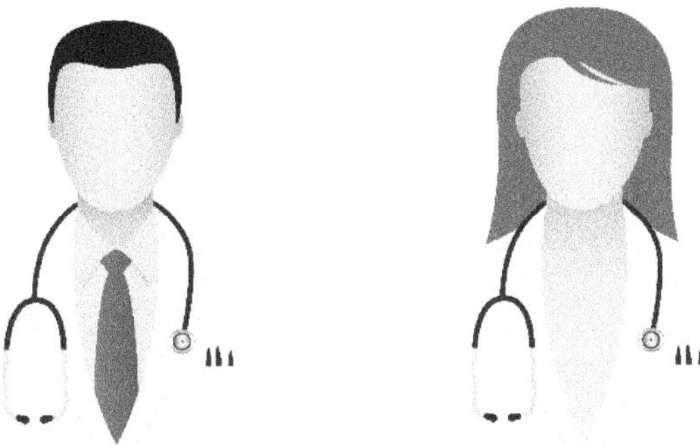

Hasta la semana 34, tus citas prenatales comenzaran a ser cada dos semanas. Se te seguirá el seguimiento de tu ganancia de peso, presión arterial, azúcar, y proteínas en la orina. El doctor examinará los latidos del corazón de tu bebé y medirá el tamaño de tu útero y te examinará las piernas para señales de inflamación o venas varicosas.

Semana 34 de gestación

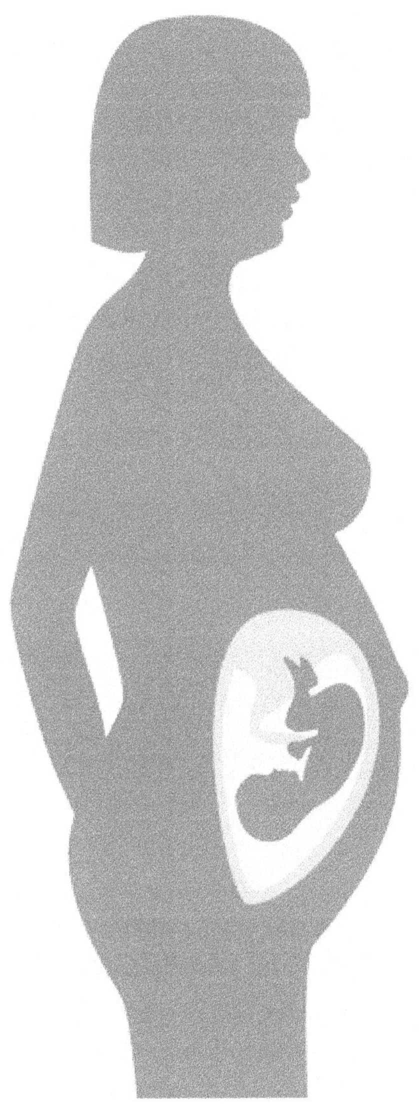

Para la gestante... La parte superior de tu útero se siente a unas 5 ½ pulgadas (14 centímetros) sobre tu ombligo. Por lo general, la cantidad de líquido amniótico aumenta entre las 34 y 36 semanas de gestación. Ya a las 37 semanas, el líquido amniótico comienza a disminuir para permitir más espacio para el bebé. Quizás ya tu ombligo se ve completito hacia fuera. Asumimos que ya estas tomando las clases de parto. Comienza a repasar las diferentes etapas del parto, para que te vayas familiarizando cuando llegue el gran momento.

Cerca de este tiempo tu médico obstetra recomienda a repasar contigo la siguiente información:

- Prueba estreptococo del grupo B o GBS (*Group B Strept test*)
- Preadmisión en el hospital
- Información sobre las próximas visitas prenatales

Tu bebé... Lo más seguro tu bebé mide entre 15 ½ y 17 ½ pulgadas (39 a 44 centímetros) de largo y pesa entre 5 y 5 ½ libras (2.300 a 2.500 kilos). El sistema nervioso de tu bebé continúa madurándose, y sus pulmones está bien desarrollados.

Para la pareja... Lo mejor que puedes hacer por tu pareja es practicar las técnicas de **relajación** y **visualización** para prepararla mejor para el momento del parto. Recuerda practicar al menos 3 veces en semanas (ideal sería todos los días) por 30 minutos.

Cuando el bebé viene de nalgas o transverso

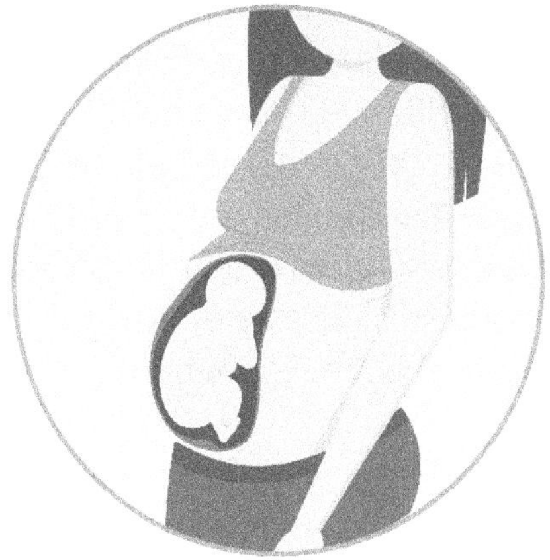

Por lo general la mayoría de los bebés se colocan de cabeza entre la semana 28 y la 32 de gestación, y tan solo un 3% de los bebés, vienen presentándose de nalgas luego de las 37 semanas de gestación. Por lo general esto ocurre cuando:

1. No es el primer embarazo
2. Exceso de líquido amniótico
3. Fibromas u otra anomalía uterina
4. La placenta esta baja o hay placenta previa

Pero no te asustes…hay métodos médicos como no médicos que ayudan a que el bebé adquiera la posición adecuada para el parto. (Siempre consulta con tu médico antes de llevar a cabo cualquiera de estas recomendaciones).

Colocarse de cabeza sobre la tabla de planchar—Se coloca la tabla de planchar, la parte ancha sobre el sofá y la fina sobre el suelo (hazlo con ayuda, no te vayas a caer). Te acuestas con los pies hacia arriba y la cabeza hacia abajo. La teoría dice que al ser la cabeza del bebé la parte más pesada de su cuerpo, se desencajan las caderas de la pelvis, permitiéndole al bebé que se pueda rotar de cabeza hacia abajo. Se recomienda que se haga este ejercicio a diario por 20 minutos hasta que el bebé se cambie de posición.

Música o luz—Se utiliza luz (linterna) o música en el área del hueso púbico para dirigir al bebé al lugar donde viene la música o el sonido.

Algunos dicen que el **flotar en una piscina** fomenta a que el bebé se vire.

Acupuntura—por años se ha usado para virar al bebé; sin embargo, el problema es encontrar a un médico experimentado en el proceso.

ECV (Versión Externo Cefálica)—Esto es un procedimiento médico que se hace comúnmente en el hospital bajo monitoreo fetal. Se lleva a cabo antes de las 37 semanas. Puede traer complicaciones como el desprendimiento de la placenta o complicaciones con el cordón umbilical.

NOTA: Si has tratado una o varias de las recomendaciones que aquí se te ofrecen y todavía tu bebé esta de nalgas puede que tu médico te diga que la forma más segura de hacerte el parto es por medio de una cesárea. Aun cuando un 50% de los bebés que vienen de nalga nacen perfectamente vía vaginal, esta práctica varía drásticamente entre los obstetras.

Semana 35 de gestación

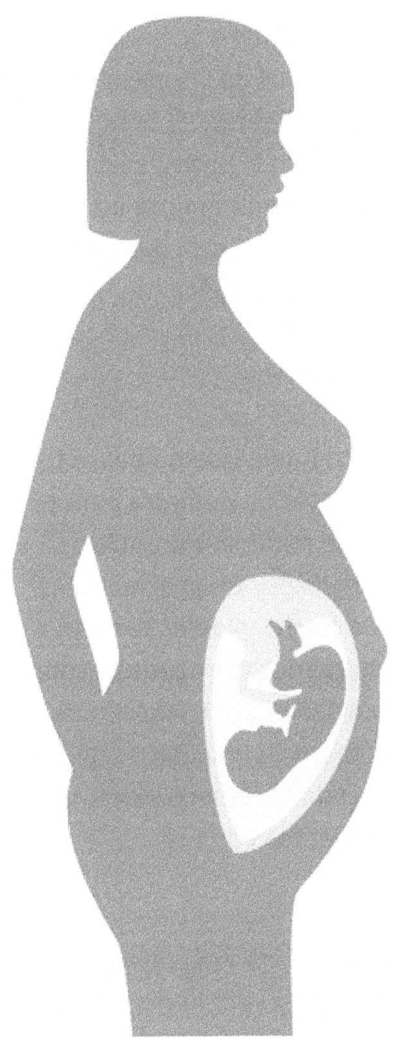

Para la gestante... La parte superior de tu útero mide unas 6 pulgadas (15 centímetros) sobre tu ombligo. Ya en esta etapa has ganado unas 24 a 29 libras (10 a 13 kilos). Tienes más dificultad en respirar, ya que tu útero se encuentra debajo de las costillas. Ya para el final de la gestación el bebé baja...esto se le conoce como **ligerez**. El bebé se va acomodando más profundamente en la pelvis, aliviando así la presión sobre tu diafragma, permitiéndote así respirar mejor. Sin embargo, la ligerez causa más presión sobre la vejiga, haciéndote orinar con mucha más frecuencia. Lo más seguro tu obstetra desea verte con más frecuencia...posiblemente, semanal.

Con la llegada de tu bebé a la vuelta de la esquina, se te recomienda que comiences a buscar un **pediatra** para tu bebé. Pídele a tu obstetra que te recomiende varios; preferiblemente que tengan privilegios en el hospital donde vas a dar a luz. De igual forma, pídeles consejo a tus familiares y amigos. Visita a varios y pregúntale sobre su política en cuanto a la lactancia del bebé, horario de visitas, horario de llamadas telefónicas, vacunas, seguros mediaos que acepta, como atiende las emergencias, etc. Busca un pediatra que sea compatible con tus preferencias.

Tu bebé... Tu bebé mide entre 15 ¾ a 18 pulgadas (40 a 43 centímetros) y pesa entre 5 ½ y 6 libras (2.500 a 2.700 kilos). La gran mayoría del crecimiento del bebé se completa para la semana 35 de gestación. Sus riñones están completamente desarrollados y su hígado ha comenzado a procesar desperdicios.

Para la pareja… ¿Cuan envuelto quieres estar en el nacimiento de tu bebé? ¿Estás pensando en cortar el cordón umbilical? ¿Tomaras las fotografías durante el parto? Piensa en estas cosas ahora…esto te permitirá hacer todos los planes y ajustes necesarios.

Ligerez

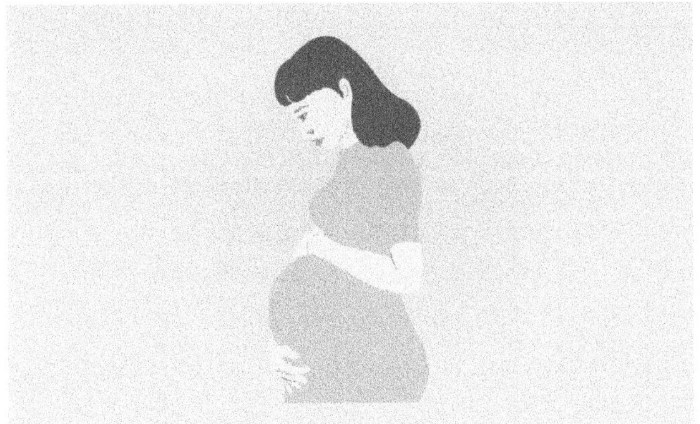

Se conoce como ligerez cuando el bebé se acomoda y se "encaja" en la pelvis. La ligerez suele ocurrir en algún momento durante el tercer trimestre; cuando notamos que de momento la barriga se ve mucho más baja de lo usual. Una vez esto ocurre, se te hará mucho más fácil respirar; se te irá la acidez; pero comenzarás a sentir mucha presión en el área de la pelvis (algunas dicen que es como llevar una sandía entre las piernas). Usualmente la ligerez ocurre entre dos a cuatro semanas antes que el parto.

Una de cinco gestantes mencionan que aparte de la presión, sienten dolor en la pelvis. Si este es tu caso, se recomienda tomar baños tibios; sentarse o acostarse con los pies levantados; y en algunos casos, utilizar una faja de embarazo.

Lo que debemos saber sobre las respiraciones de parto

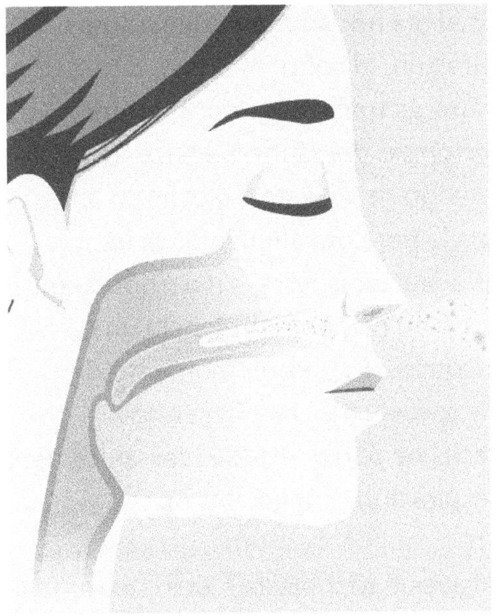

A través de los años los diferentes métodos existentes de clases de parto han evolucionado y mejorado; pero aun así, las respiraciones continúan siendo parte esencial de los métodos del manejo del dolor de parto natural. Y es que el respirar es sumamente importante para la gestación y parto!!!

Respirando durante la gestación—Nuestro mundo actual esta tan cargado de ruidos (teléfono celular, computadoras, impresoras, microondas, DVD, iPod, y otras tecnologías), que tenemos que sacar tiempo para conectarnos con nuestro ser interior (lo cual es esencial durante la gestación). Es de suma importancia que prestemos atención a todos los cambios que están ocurriendo en nosotras (cambios físicos, emocionales y espirituales). El encontrar un lugar de silencio par de minutos al día nos ayuda a conectarnos. Esto puede ser tu habitación, el baño, el closet, o un salón vacío en tu trabajo. O quizás tomarnos unos minutos antes de que se despierten los demás en nuestro hogar; o luego de que todo el mundo se acueste a dormir; o antes de entrar a la ducha; o a la hora del almuerzo. Si lo hacemos todos los días a la misma hora, sin darnos cuenta, hacemos de este ejercicio de respirar en silencio una rutina especial para nosotras. Este es un momento de silencio; pero podemos aprovechar para hacer las meditaciones de las clases de parto. Puedes cerrar los ojos y concentrarte en tu respiración. Luego, haz un "inventario" de tu cuerpo...cuello, hombros, garganta, manos, espalda...hay algo que te molesta? Esto te ayuda a identificar tus necesidades, como a la vez, relajarte.

Respiraciones de yoga—El yoga es una forma de ejercicios que viene a nosotros desde la antigüedad, que incluye respiraciones, posturas y meditación. Es por esto por lo que el **yoga prenatal** es popular entre las gestantes o gestantes. Muchas posiciones de yoga prenatal ayudan a que la pelvis se expanda un 30% más, ayudando así a una mejor labor de parto y parto. Otras posiciones ayudan a que el bebé se encaje en la pelvis. También se practican las respiraciones rítmicas, la concentración, se crea la estámina necesaria para el parto, y nos relajamos. Algunas gestantes o gestantes practican el yoga prenatal para la coordinación física y balancear sus emociones.

Respiraciones Lamaze—El **Método Lamaze** prepara a las gestantes para un parto seguro y saludable, practicando las respiraciones junto con ejercicios de relajación. Sin embargo, aunque la respiración y relajación son esenciales para el parto, no nos debemos olvidar de educar a las gestantes sobre la obstetricia moderna.

Respiraciones para el manejo de dolor durante el parto—Cuando se permite que la parturienta siga su propio ritmo, esta se moverá, vocalizara, y respirara de forma natural, manejando así sus contracciones, creando su propio ritmo. Estas formas de "confort activo" ayuda a que el bebé se rote y descienda, previniendo que el parto deje de progresar. Mientras que las contracciones se hacen más fuertes, el cuerpo libera **endorfinas** (narcóticos naturales) para aliviar el dolor.

Respiración consiente—Estas son un tipo de respiración lenta, que ayudan a reducir el ritmo cardiaco, la ansiedad, y el dolor. Funciona debido a que las respiraciones se convierten en el enfoque, limitando nuestra concienciación del dolor de parto. Esto es una herramienta esencial para el parto, ya que mantiene a la gestante y al bebé oxigenado. Estas son una parte importante de mantenerse relajada y en control de las contracciones. Durante las respiraciones, también ayuda enfocarse, ya sea en una imagen mental de un lugar u objeto, o con pensamientos positivos (afirmaciones, hipnoparto). Muchas practican las respiraciones de parto con audios de relajación.

Encuentra tu ritmo—En algún momento durante el parto, tu encontrarás tu ritmo (igual que ocurre con los que corren un maratón). Estarás viviendo el momento, haciendo todo lo que practicaste durante las clases de parto sin ni siquiera pensar. Para los que te acompañan, puede parecerle que tu estas en otro mundo. Tus movimientos serán rítmicos; te relajarás durante las contracciones; responderás a las contracciones de la misma manera una y otra vez. Tu estarás totalmente enfocada, pero no necesariamente te verás o sentirás cómoda. Estarás haciendo un trabajo fuerte!!! Cuando esto suceda, las **endorfinas** harán su labor. Es importante que tus acompañantes sepan que no deben ni interrumpirte, ni molestarte. Lo que necesitarás en este momento es mucho apoyo y respeto de tu equipo de parto.

Cita con el Obstetra—Semana 34 a la 35

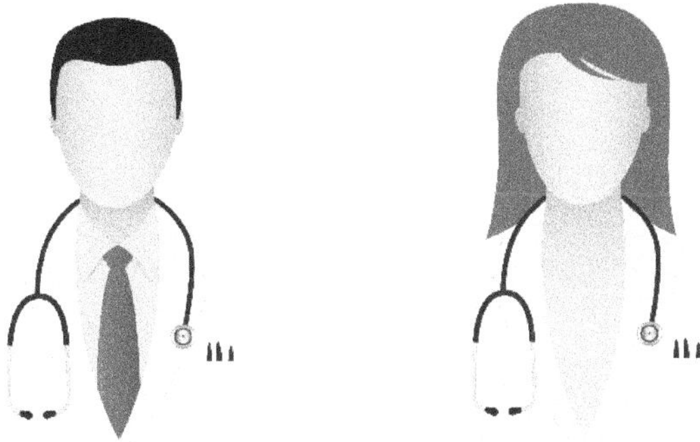

Ya para estas semanas puede que comiences a experimentar las contracciones de Braxton Hicks, las cuales van tonificando y preparando tu útero para el parto. Aparte de los exámenes de rutina, el médico palpara tu útero para determinar la posición del bebé, te examinara vaginalmente para verificar si has comenzado a borrar o dilatar el cuello del útero. Si tu prueba de estreptococo B o GBS (*Group B Strep*) fue positiva, se te pondrá en tratamiento con antibióticos el día del parto.

Si tu pareja hasta ahora no te ha acompañado a tus citas prenatales, este es el mejor momento para que comience. Es mucho conozca al médico antes del gran día. Así se sentirá mucho más cómodo durante el parto.

Feto de 36 Semanas o 9 Meses

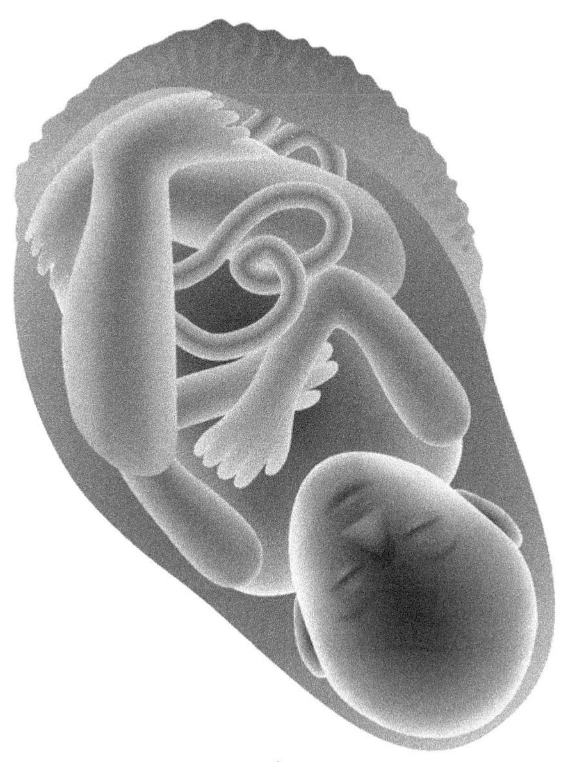

Semana 36 de gestación

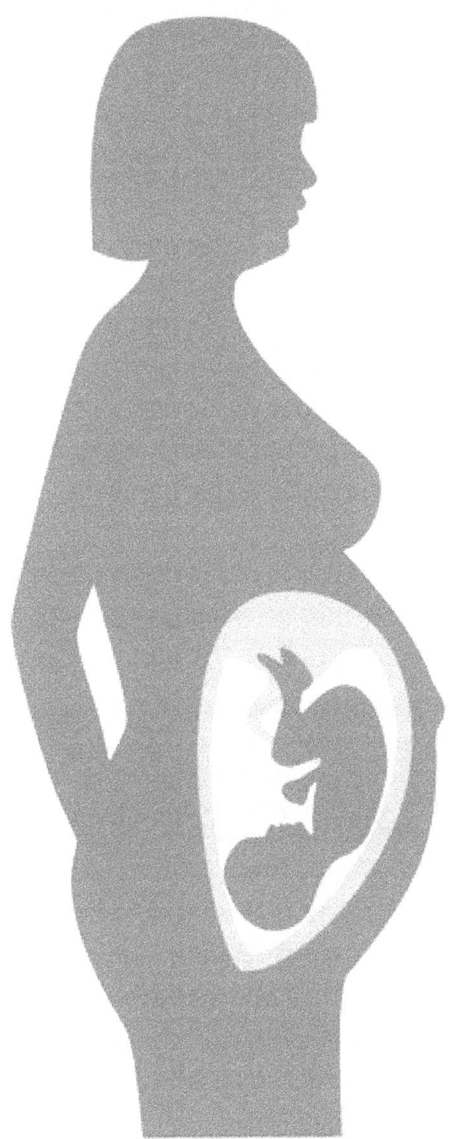

Para la gestante... Tu bebé está ganando alrededor de 1 onza al día (28 gramos), pero esto no afectará tu ganancia de peso. Quizás sientas que ya tu bebé no cabe en tu abdomen. Ya estas cansada de sentirte enorme. Lo más seguro estas notando que experimentas muchas más contracciones de **Braxton Hicks**.

Ya tu bebé debe estar en posición de cabeza, pero no caigas en pánico si todavía no lo ha hecho. Pregúntale a tu médico y en las clases de parto sobre las diferentes posiciones para cambiar al bebé de posición.

Si todavía no has empacado para el hospital, no esperes más. Una vez que pases la semana 36, el parto puede ocurrir en cualquier momento.

Puede que en las noches notes que tus pechos se ponen mucho más sensitivos. Si este es tu caso, considera adquirir un sostén especial de lactancia, preparado para utilizar tanto de día como de noche.

Tu bebé... Tu bebé mide entre 16 y 19 pulgadas (40 a 48 centímetros) de largo y pesa entre 5 ¾ y 6 ¾ libras (2.500 a 3 kilos). El **lanugo**, los vellos suaves que cubrían toda la piel de tu bebé, han comenzado a desparecer, junto con el **vernix caseosa** (la sustancia cremosa que protege al bebé del líquido amniótico y facilita el parto). Ambas cosas el bebé se las traga junto con el líquido amniótico y forman el **meconio**, que será la primera evacuación de tu bebé.

Para la pareja... Recuerda que tú también debes empacar para sala de partos...un abrigo, una merienda, el material de relajación durante el parto, la cámara, etc.

Examen pélvico durante el tercer trimestre

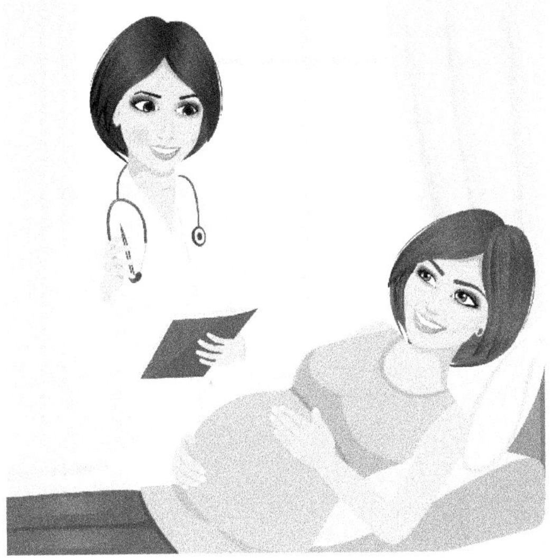

Usualmente los exámenes pélvicos o vaginales no se hacen antes de la semana 36 de gestación (algunos médicos y parteras no los hacen, o los hacen ya cerca de la fecha probable de parto; como también te puedes negar a que te los hagan, si no te sientes cómoda con ellos). El médico o la partera hace el examen pélvico para determinar si la cérvix está borrando o dilatando; como para determinar la posición del bebé en la pelvis.

Estación fetal

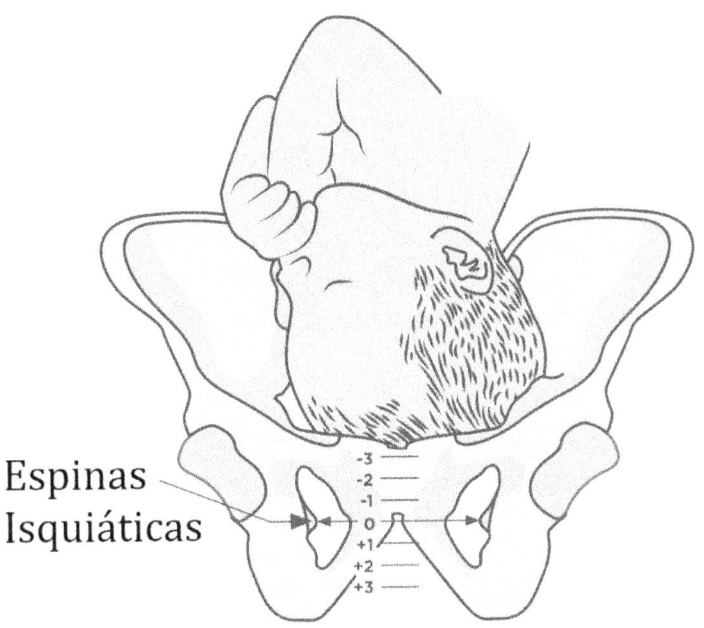

La estación fetal es una medida que se ofrece en relación con donde se encuentra el bebé en la pelvis. Cada estación fetal se define tanto en números negativos (dentro del útero), como positivos (ya en el canal de parto). La diferencia entre los números es equivalente a centímetros.

Tanto los obstetras como las parteras identifican la posición del bebé siguiendo una escala. Por ejemplo:

Estación fetal -5—Significa que el bebé se encuentra "flotando" en el vientre; pudiéndose mover libremente, y rotarse. El bebé puede estar tanto de cabeza como de nalgas.

Estación fetal -3—El bebé ya se encuentra en la posición de cabeza. Usualmente el bebé ya está en esta estación entre la semana 32 y 36 de gestación (aunque hay ocasiones que esto no ocurre hasta el día de parto). La cabeza del bebé se encuentra justo sobre el hueso pélvico.

Estación fetal 0—El bebé ha descendido al punto que su cabeza se encuentra en la parte inferior de la pelvis. Es cuando se dice que el bebé está "encajado" en la pelvis.

Estación fetal +5—Es cuando ya la cabeza del bebé es visible, y está coronando.

Borramiento de la cérvix

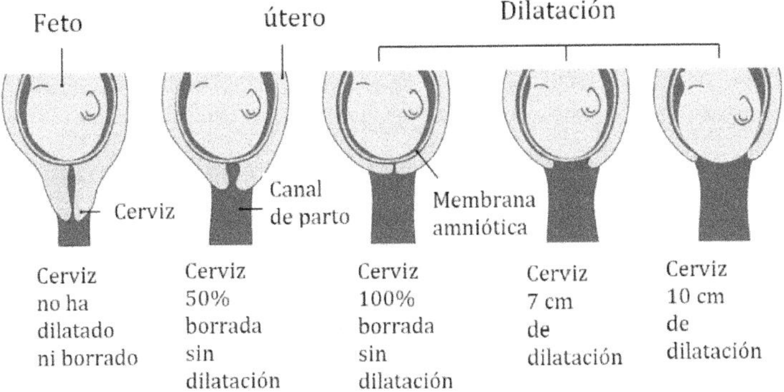

La cérvix juega un rol importante, tanto durante el embarazo como durante el parto. En el embarazo la cérvix es larga, gruesa y cerrada; es así para mantener al bebé en útero seguro, mientras este se desarrolla. La cérvix está cerrada por el tapón mucoso, el cual previene que nada entre al útero, y cause una infección. La mayoría de las veces, en especial en todo lo relacionado al parto, se le da mucho énfasis a la dilatación de la cérvix, y no al borramiento de la cérvix. Sin embargo, tanto el borramiento de la cérvix como la dilatación trabajan a la par.

Para el bebé poder pasar por el canal de parto, primero la cérvix tiene que pasar por unos cambios; el primero siendo el borramiento de la cérvix. Borramiento significa "retirar" o "eliminar" algo. En muchos casos, ya sea durante el embarazo, o durante el parto, la cérvix debe "borrarse", es decir, esta se pone más corta, más delgada, y prácticamente se desaparece, de forma que el parto progrese.

Tanto los obstetras como las parteras describen el borramiento en porcentajes. Por ejemplo, la cérvix mide unos 3 centímetros de largo y de grosor cuando está en 0% borramiento. Una vez se llega a 50% borramiento, esto significa que la cérvix está a la mitad de esta medida (centímetro y medio); y si se encuentra 100% borrada, significa que el borramiento está completo, y solo falta dilatar por completo para comenzar la segunda fase del parto (fase expulsiva o de pujo).

El borramiento puede ocurrir o antes de irse de parto, antes de dilatar, o junto con la dilatación. En las gestantes primerizas, usualmente el borramiento ocurre antes que la dilatación (a veces semanas antes del parto). También hay partos donde el borramiento y la dilatación comienzan una vez comienza el trabajo de parto. Por lo general el borramiento comienza una vez el bebé se "encaja" en la pelvis, haciendo presión sobre la cérvix, y esta comienza a borrarse y a ponerse más delgada.

Liberar el tapón mucoso

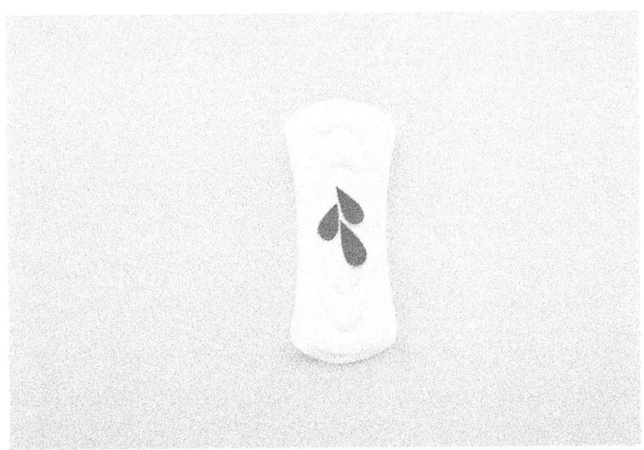

Durante el tercer trimestre el tapón mucoso se forma para "sellar" la cérvix, como forma de proteger el embarazo. Una vez se acercan las semanas a la fecha probable de parto, los cambios que ocurren en la cérvix (borramiento y dilatación) hacen que el tapón mucoso se comience a liberar. El tapón mucoso se puede ir liberando poco a poco, o liberar una cantidad grande. Este puede ser una mucosidad gruesa, a veces manchada de marrón o de rojo (sangre de los capilares de donde estaba el tapón). También hay personas que ni notan que han liberado el tapón.

Mientras que el liberar el tapón mucoso es una de las señales que da el cuerpo de que el parto está cerca; esto puede ser desde horas, días o semanas.

Dilatación de la Cérvix

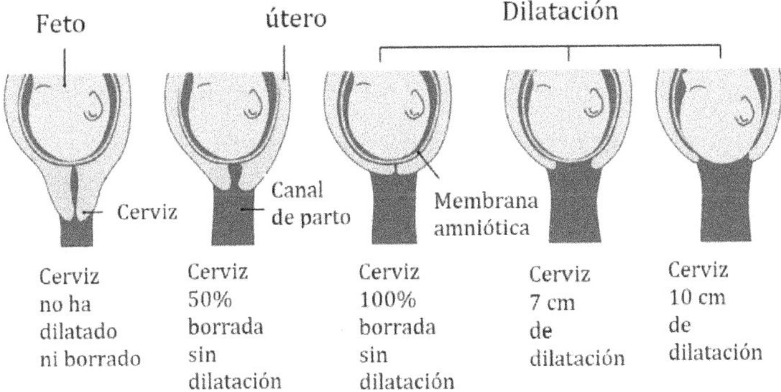

En una gestación saludable, la cérvix permanece cerrada hasta tarde en el tercer trimestre de gestación. Ya en esta etapa, el bebé comienza a encajarse en la pelvis, poniendo presión en la cérvix, causando que se borre, y luego dilate, en preparación para el parto. Una vez comienza el trabajo de parto, las contracciones ayudan a que la cérvix se dilate hasta 10 centímetros, permitiendo así que el bebé entre en el canal vaginal, y eventualmente nazca. La dilatación de la cérvix se mide en centímetros (la cérvix se tiene que dilatar de 0 centímetros a 10 centímetros para que el bebé pueda nacer.

Por lo general no se hace ningún examen pélvico (examen vaginal) hasta luego de la semana 35 de gestación, donde se hace la prueba de **Estreptococo Grupo B**. La mayoría de los obstetras y parteras esperan hasta luego de la semana 37 de gestación para examinar si la cérvix está borrando y dilatando. Hay diferentes graficas que muestran la comparación con artículos que conocemos para que entendamos como está la medida de la cérvix. Por ejemplo, un centímetro se compara a un circulito de cereal ("Cheerio"), mientras que 10 centímetros se comparan a una rosquilla de pan ("baguel")

NOTA: El haber comenzado a dilatar no necesariamente es señal de que estamos de parto, o que estamos cerca de que el parto comience.

Cita con el Obstetra—Semana 36

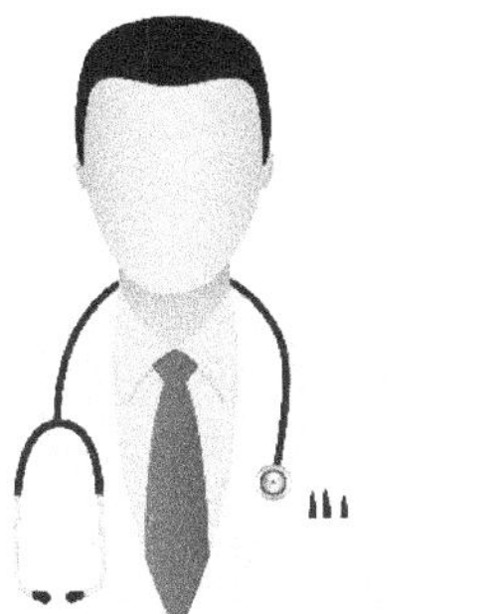

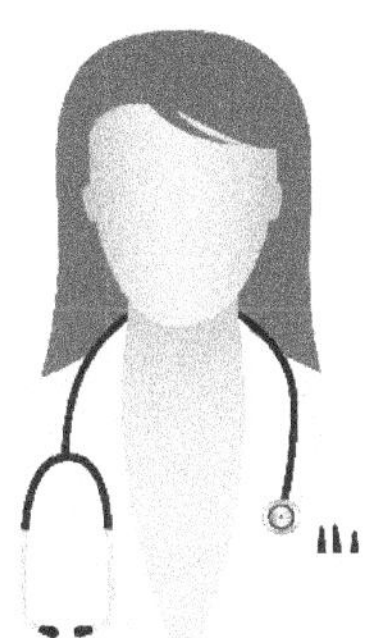

Ya lo que te faltan es cuatro semanas más para el gran día!!! Mientras que la gestación es el momento más feliz y excitante de nuestras vidas como gestantes, de seguro ya estás ansiosa por dar a luz y tener en brazos a tu bebé. Ya para este tiempo tus visitas comienzan a ser semanales.

Semana 37 de gestación

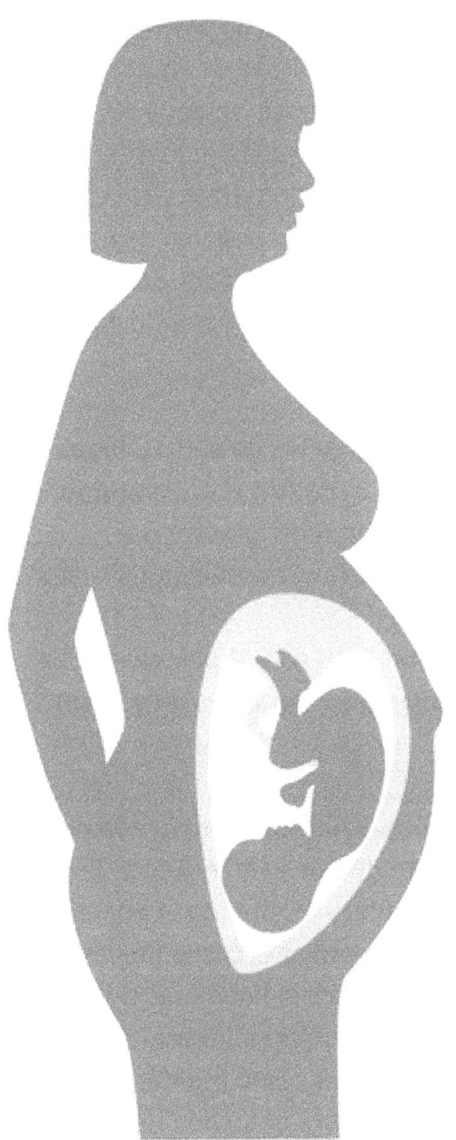

Para la gestante...A partir de la semana 36, ya no notarás muchos cambios. La ganancia de peso se estanca, y total de ganancia de peso en la gestación debe estar entre las 25 y 35 libras (11 a 15 kilos). La cantidad de líquido amniótico comienza a disminuir para la semana 37, y las contracciones Braxton Hicks comienzan a aumentar en frecuencia. Tu cuerpo comienza a preparase para el parto, y tu cerviz comienza a dilatarse y borrarse. En esto, botaras el tapón mucoso. Esto es señal de que tu cerviz se está dilatando y tu cuerpo ya se está preparando para el parto.

Ya debes haber completado las clases de parto y todos los preparativos para el nacimiento de tu bebé. Asegúrate de que ya empacaste la maleta con todo lo que vas a necesitar, y practica el viaje hacia el hospital por si acaso...

Tu bebé... Tu bebé mide unas 16 ½ a 19 ½ pulgadas (42 a 50 centímetros) y pesa entre 6 y 7 libras (2.700 a 3.200 kilos).

Para la pareja...Básicamente, lo único que te queda por hacer es esperar. Asegúrate de que ya tienes todo listo para la llegada del bebé. Practica montando el asiento de del bebé para el auto, y abrir y cerrar el coche de pasear al bebé. Recuerda que una vez nazca el bebé esas primeras semanas todo es un caos. Tu no quieres llegar al día de alta del bebé del hospital sin saber cómo montar el asiento protector o no saber cómo se cierra el coche. Hablando del caos de los primeros días, te haría bien pensar en los diferentes lugares donde puedan ordenar comida rápida para esos primeros días. Están los famosos restaurantes de comida rápida o chatarra ("Fast Foods"), pero también hay lugares donde preparan comida nutritiva y la traen a la casa. Si tú eres un experto en la cocina, te sugerimos que desde ya comiences a preparar comidas y congelarlas para cuando nazca el bebé. Y por último, salgan en una cena romántica antes de que llegue el bebé.

Preparando la maleta para el hospital

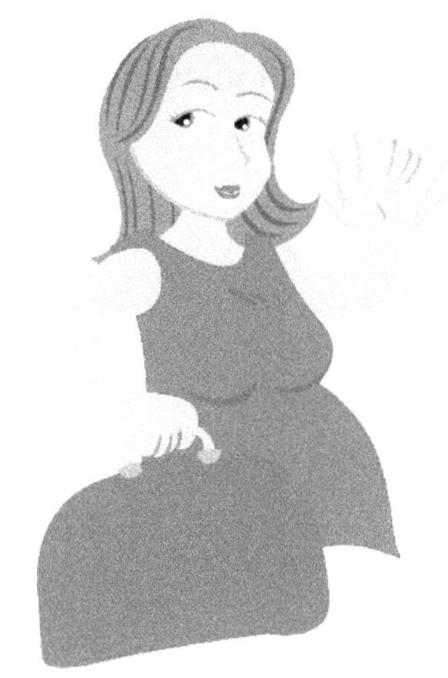

Lo ideal es ya ir preparando la maleta para el hospital alrededor de la semana 35 de gestación, de forma que no tengas que estar preparándote a última hora (una vez ya empiezan las contracciones).

Documentos que debemos llevar al hospital:

Si es posible, ponte en contacto con el hospital donde darás a luz, de forma que puedas hacer la **preadmisión**. También es ideal que visites el hospital previo al parto. Muchos hospitales ofrecen charlas y guías para gestantes, de forma que estas conozcan sus facilidades y servicios. Entre los documentos que debes llevar son: (1) copia del plan de parto; (2) copia de los papeles de admisión (o copia del récord médico); (3) tarjeta de plan médico.

Ropa para Sala de Parto:

El hospital usualmente provee la bata de maternidad, y la ropa desechable para los acompañantes (muchas veces hay que comprar la ropa para los acompañantes $$$). En adición, se te recomienda que lleves:

- Medias
- Sandalias
- Gomas o hebillas para sujetar el cabello
- Bola de tenis y/o rolo de masajes
- Bolsa caliente
- Aceites esenciales
- Remedios homeopáticos
- Meriendas para los acompañantes
- Almohada (opcional)
- Frisa (opcional)
- Afirmaciones y visualizaciones de parto
- Chocolatitos para el personal del hospital (médicos y enfermeras)
- Cámara fotográfica (muchos hospitales exigen que la cámara sea desechable)
- Música

Para tu estadía en el hospital se recomienda:

- 2-3 batas de dormir
- Ropa interior
- Almohada
- Frisa
- Jabón de bañarse
- Cepillo de dientes
- Desodorante
- Champú y acondicionador
- Maquillaje

Para la lactancia:

- Crema para los pezones
- Sostén de lactar
- Ropa de lactar
- Toallitas para recoger la leche

Para el posparto:

- Ropa interior
- Toallas sanitarias posparto
- Ropa interior desechable (opcional)
- Espray para aliviar el perineo

Para el bebé:

- ❖ Ropa para sacarlo del hospital
- ❖ Sabanita
- ❖ Medias
- ❖ Asiento protector

NOTA: Muchas veces el hospital provee ropita y pañales desechables para usarse durante la estadía. Otros prefieren que las familias traigan su propia ropa y pañales. Habla con el hospital de antemano a ver cuál es su preferencia.

Anidamiento

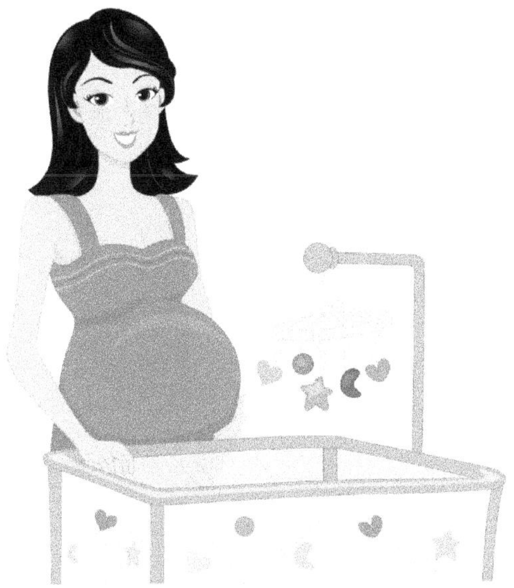

El anidamiento durante el tercer trimestre de gestación significa que ya comenzamos a organizar y tener todo listo para el día de parto, y para la llegada del bebé (igual que los pajaritos preparando el nido). Esto incluye limpiar, preparar la habitación del bebé, ir de compras para los últimos detalles, preparar todo lo que vamos a necesitar para el bebé y para el posparto, preparar el congelador con comidas que solo tengamos que calentar, etc.

Es mucho más fácil estar preparadas de antemano para la llegada del bebé, en especial si vamos a parir en un hospital, y llegaremos a la casa con el bebé. En realidad los bebés no necesitan mucho durante las primeras semanas. Lo importante es contar con el asiento de auto; lugar donde el bebé dormir; pañales y toallitas para bebé; y ropita. Si vamos a lactar, no necesitamos más nada.

Semana 38 de gestación

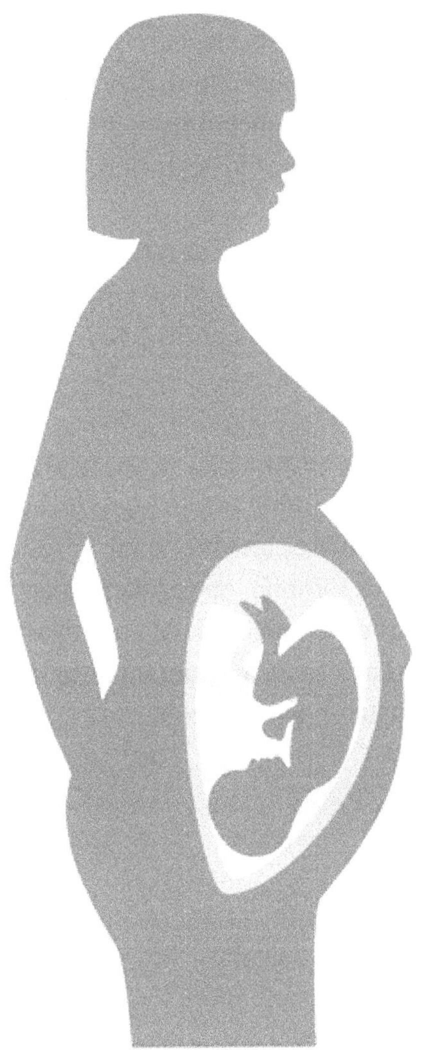

Para la gestante... Quizás notes que tus pies están más hinchados. Esto puede ser un evento normal de la gestación. Sin embargo, si la hinchazón es excesiva y la tienes en otras partes del cuerpo, como las manos y la cara, es bueno que contactes a tu médico lo más pronto posible, ya que esto sería señal de **preeclampsia**, una condición de hipertensión inducida por la gestación.

Tu bebé... El tamaño de los bebés varia en las últimas semanas de gestación, pero lo más seguro mide entre 17 y 20 pulgadas (43 a 50 centímetros) y pesa entre 6 ¾ y 7 ½ libras (3 a 3.200 kilos).

Para la pareja... Muchos criadores desean darle un regalo especial a su bebé recién nacido. Puede ser un juguete, su primera bola de pelota, una muñeca, un libro, o un peluche. Es bueno que pienses también en regalarte algo a tu pareja...esto le dejara saber lo mucho que la aprecias. No tiene que ser un regalo súper costoso...solo un detalle que le demuestre que pensaste en ella también.

La preeclampsia

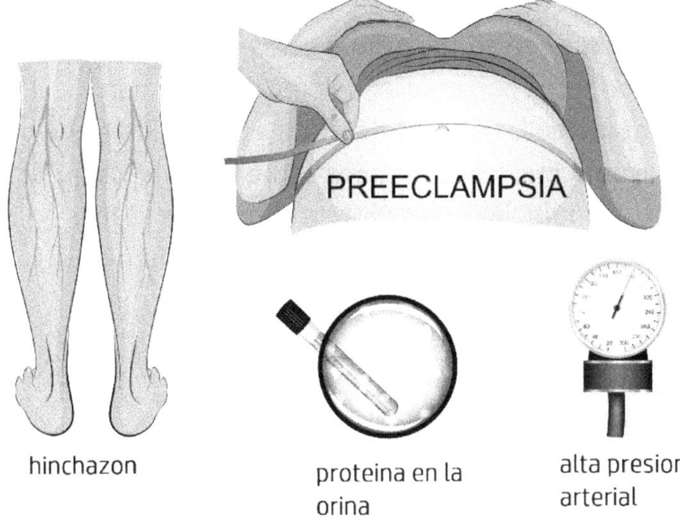

La preeclampsia es una condición que usualmente comienza luego de la semana 20 de gestación, y está relacionada a un aumento en la presión arterial en conjunto con proteína en la orina (como resultado de problemas con el riñón). La preeclampsia afecta tanto la placenta, como los riñones, hígado y cerebro de la gestante. Cuando la preeclampsia causa convulsiones, esto se conoce como **eclampsia**. La eclampsia es la segunda causa de muerte maternal durante el parto. La preeclampsia es la causa principal de la mayoría de las complicaciones del feto como bajo peso al nacer, parto prematuro, y muerte fetal uterina. No hay manera de prevenir la preeclampsia. La única manera de "curar" la preeclampsia es el parto.

La mayor causa de preeclampsia es la hipertensión (alta presión) durante la gestación, el cual ocurre entre un 6% a un 8% de los gestación (70% de estos siendo el primer gestación). Los porcentajes de preeclampsia han aumentado en las últimas décadas, esto debido a que hay un mayor número de gestantes sobre los 35 años, y por los gestación múltiples. Las gestantes o personas más susceptibles para desarrollar preeclampsia durante la gestación son:

- Gestantes con hipertensión crónica (alta presión antes de la gestación)
- Gestantes que desarrollan alta presión durante la gestación (en especial, en comienzos de la gestación)
- Gestantes que tuvieron preeclampsia en un gestación anterior
- Gestantes con problemas de obesidad previo al gestación
- Gestantes de menos de 20 años o de más de 40 años
- Gestación múltiple
- Gestantes que padecen de diabetes, problemas renales, artritis reumatoide, lupus o escleroderma

La forma de diagnosticar la preeclampsia es siguiendo las señales de alta presión y proteína en la orina (proteinuria). Otros síntomas incluyen dolores de cabeza persistentes, visión borrosa, sensibilidad a la luz, y dolor abdominal.

Semana 39 de gestación

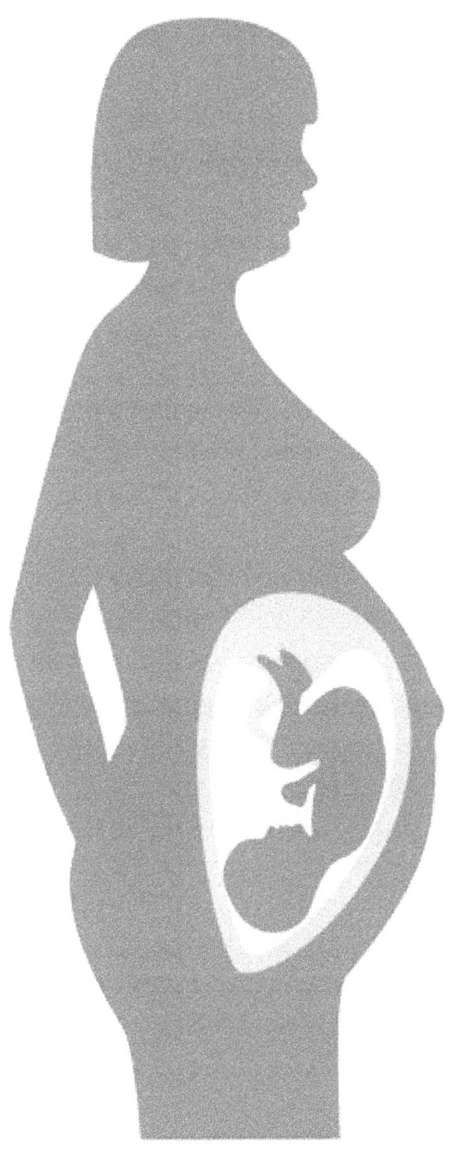

Para la gestante... Mientras más se acerca el final de tu gestación, más escucharás las palabras **dilatada** y **borrada**. El borramiento es el proceso donde la cerviz se prepara para el parto. Luego de que el bebé se encaja en la pelvis, esta baja a estar más cerca de la cerviz. Gradualmente la cerviz se suaviza, se acorta y se hace más delgada.

Ya en esta etapa, toma las cosas con calma. Saca tiempo para ti, para tu pareja, para tu familia y para tus amistades.

Tu bebé... Tu bebé mide entre 18 y 20 ½ pulgadas (45 a 50 centímetros) y pesa entre 6 ½ y 8 libras (2.900 a 3.600 kilos).

Para la pareja... Conversa con tu pareja sobre lo que esperas en el momento de parto. Si vas a participar dentro de este proceso, practica con ella los ejercicios de relajación y visualización, al igual que los ejercicios preparatorios para el parto. Recuerda repasarlos con frecuencia antes de que llegue ese momento.

Señales de parto

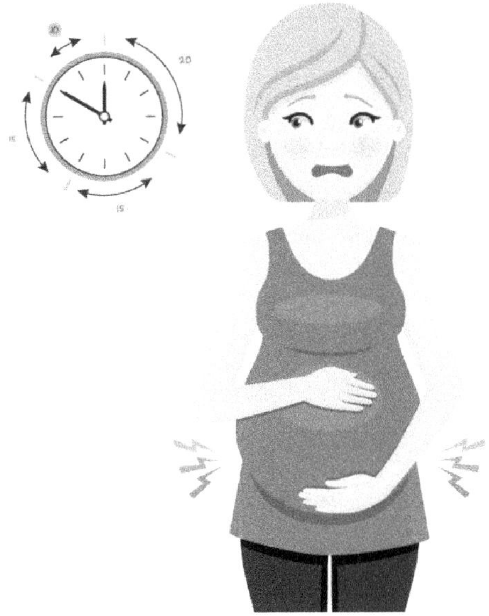

Una vez se acerca la fecha estimada de parto, debemos estar pendientes de las diferentes señales de que estamos cerca, tales como:

- Ligerez
- Liberar el tapón mucoso
- Romper fuentes o aguas
- Molestias en el vientre o en la espalda baja
- Contracciones

NOTA: Algunas de estas señales pueden comenzar desde horas, días o semanas antes del día de parto; al igual que las contracciones pueden comenzar sin romper fuente, o viceversa.

Semana 40 de gestación

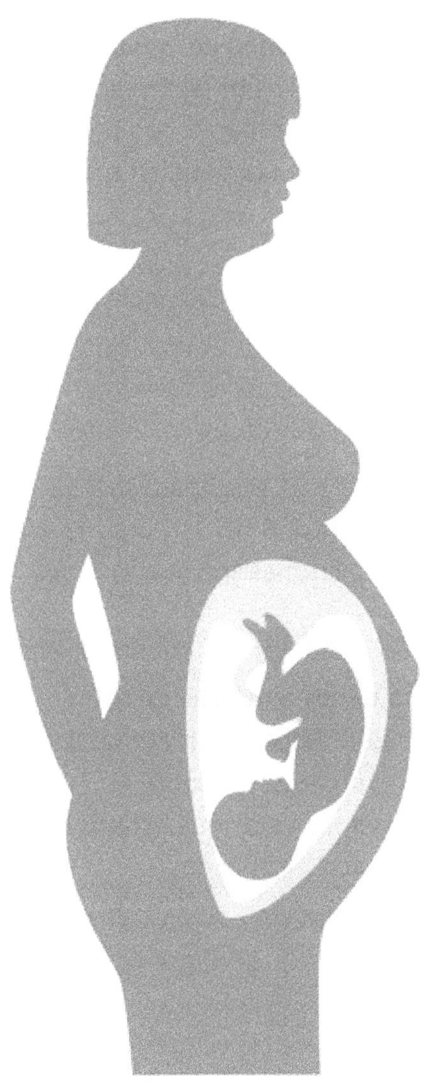

Para la gestante ... Ya en esta semana o el parto ya ocurrió o debes estar esperando ese gran momento. Si todavía no has dado a luz, aprovecha la última visita al obstetra para discutir la posibilidad de que permita el parto luego de las 40 semanas, como también la posibilidad de inducción del parto. Continúa practicando los ejercicios de relajación y visualización y repasa los ejercicios preparatorios para el parto. Dentro de muy poco tendrás a tu bebé en tus brazos!!!

Recuerda asistir a los grupos de apoyo de lactancia luego del nacimiento de tu bebé.

Tu bebé... Tu bebé mide entre 19 y 21 pulgadas (48 a 53 centímetros) y su peso fluctúa entre 6 ¾ y 10 libras 93 a 4.500 kilos). Por lo general, los varones son más grandes que las hembras.

Para la pareja... Si todavía no tienes a tu bebé en tus brazos, muy pronto lo tendrás!!! Repasa el material de las clases de parto, practica con tu pareja, lee sobre el cuidado del bebé luego del parto, y verás que estarás más que preparado para este gran acontecimiento.

Cita con el Obstetra—Semana 37 a la 40

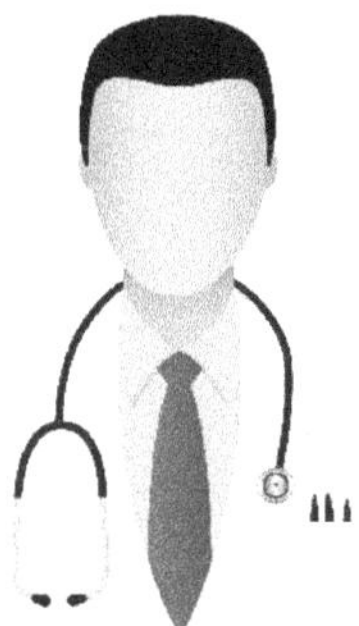

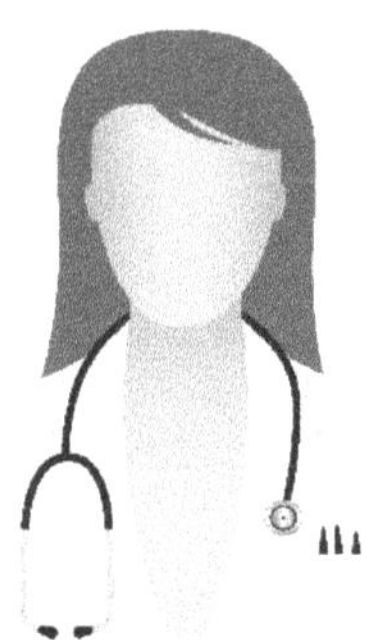

Ya estas al final de la gestación. Este es un periodo difícil para la mayoría de las gestantes, tanto física como emocionalmente. Te sientes cansada, incomoda y nerviosa por el parto que cada día se acerca más. Tu médico continúa observando cualquier cambio en tu útero a la vez que tu cuerpo se va preparando para el parto. Oficialmente ya estas a término y el parto puede comenzar en cualquier momento.

Si llega la fecha de parto y todavía no nace el bebé, el médico te dará varias opciones. Son muchos los médicos que permiten que la gestación continué hasta 10 días después de haber pasado la fecha de parto. Sin embargo, hay que tener en cuenta que la placenta es un órgano temporero, y que luego de la semana 40-42 ya no funciona tan eficiente. Si el médico determina que este es el caso, quizás recomiende inducir el parto.

¿Qué hacer cuando se pasó de la fecha de parto?

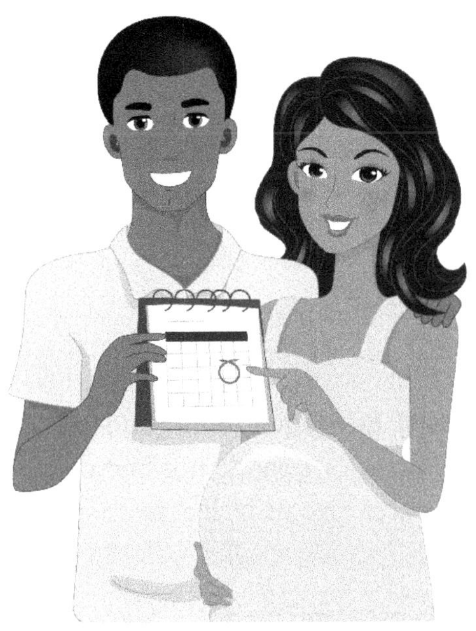

Llego y paso tu fecha aproximada de parto y nada...todavía estas gestante. ¿Ahora qué? Probablemente no tienes que hacer nada. Recuerda que la fecha aproximada de parto es un estimado de cuando posiblemente nacerá tu bebe. Es normal parir una o dos semanas luego de la fecha aproximada de parto, como también hay gestantes que paren una o dos semanas antes de la fecha aproximada de parto. En si, en términos médicos, se considera que el parto se ha pasado de fecha cuando este se ha pasado dos semanas de la fecha aproximada de parto (aunque te digan lo contrario).

Ya en este punto ya muchas nos comenzamos a sentir "cansadas" de estar todavía gestando…te duele la espalda, tus tobillos están hinchados, para colmo tienes acidez, y no hay posición que te haga sentir cómoda para dormir y descansar…más la ansiedad de que no te vas de parto.

Lo que si te puedo decir es que lo tomes con calma…nadie está gestando para siempre. Cuando menos te lo esperes, tu parto comenzará.

Primero que nada…

- **Acepta tus emociones!!!** Es normal sentir todos estos sentimientos, y aún frustración cuando nos hemos pasado de la fecha de parto. No es fácil estar más de 40 semanas gestando…
- **Aprovecha que todavía estas gestando!!!** Aprovecha y duerme todo lo que puedas. Termina de decorar la habitación del bebé. Prepara y congela comidas fáciles de recalentar para esas primeras semanas del bebé donde no te dejará hacer nada.
- **Continua con tu vida!!!** El estar gestante no es razón para no poder ir al cine, salir a cenar con tu pareja o con tus amistades, o caminar por la playa. No te cohíbas de hacer planes simplemente porque estas gestando.

- **Intenta remedios naturales!!!** Existen diferentes remedios y técnicas naturales para que el cuerpo se vaya preparando para iniciar el parto. Es importante que lo discutas con tu medico antes de tratar cualquier alternativa.
- **Mantén comunicación con tu medico!!!** Necesitas continuar monitoreando tu gestación hasta que nazca el bebé.
- **Paciencia!!!** Pronto tendrás al bebé en tus brazos!!!

Referencias

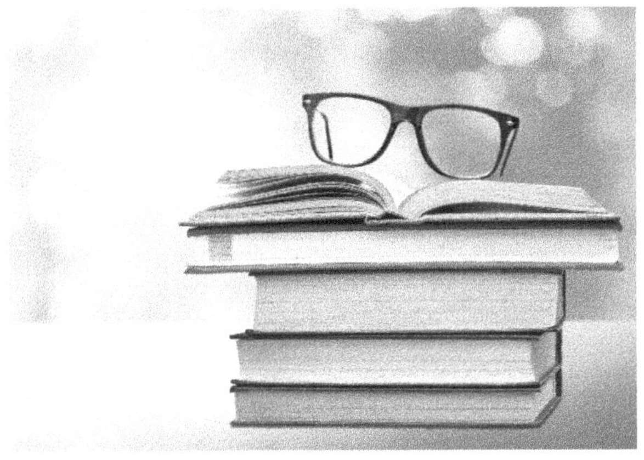

Effects of prenatal music stimulation on state/trait anxiety in full-term pregnancy and its influence on childbirth: a randomized controlled trial.
García González J, Ventura Miranda MI, Requena Mullor M, Parron Carreño T, Alarcón Rodriguez R.
J Matern Fetal Neonatal Med. 2018 Apr;31(8):1058-1065. doi: 10.1080/14767058.2017.1306511. Epub 2017 Apr 3.

Needs of fathers during labour and childbirth: A cross-sectional study.
Eggermont K, Beeckman D, Van Hecke A, Delbaere I, Verhaeghe S.
Women Birth. 2017 Aug;30(4):e188-e197. doi: 10.1016/j.wombi.2016.12.001. Epub 2017 Jan 7.

The impact of motivational interviewing on participation in childbirth preparation classes and having a natural delivery: a randomised trial.

Rasouli M, AtashSokhan G, Keramat A, Khosravi A, Fooladi E, Mousavi SA.
BJOG. 2017 Mar;124(4):631-639. doi: 10.1111/1471-0528.14397. Epub 2016 Nov 10.

Birth place preferences and women's expectations and experiences regarding duration and pain of labor.
van Haaren-Ten Haken TM, Hendrix MJ, Nieuwenhuijze MJ, de Vries RG, Nijhuis JG.
J Psychosom Obstet Gynaecol. 2017 Feb 6:1-10. doi: 10.1080/0167482X.2017.1285900.

Pain, Anxiety, and Fatigue During Labor: A Prospective, Repeated Measures Study.
Tzeng YL, Yang YL, Kuo PC, Lin YC, Chen SL.
J Nurs Res. 2017 Feb;25(1):59-67. doi: 10.1097/jnr.0000000000000165.

Childbirth and parenting preparation in antenatal classes.
Barimani M, Forslund Frykedal K, Rosander M, Berlin A.
Midwifery. 2018 Feb;57:1-7. doi: 10.1016/j.midw.2017.10.021. Epub 2017 Oct 31.

Women's experiences of coping with pain during childbirth: a critical review of qualitative research.
Van der Gucht N, Lewis K.
Midwifery. 2015 Mar;31(3):349-58. doi: 10.1016/j.midw.2014.12.005. Epub 2014 Dec 31. Review.

Barriers and facilitators to birth without epidural in a tertiary obstetric referral center: Perspectives of health care professionals and patients.
Knox A, Rouleau G, Semenic S, Khongkham M, Ciofani L.

Birth. 2017 Dec 18. doi: 10.1111/birt.12327.

Pain Management in Obstetrics.
Hensley JG, Collins MR, Leezer CL.
Crit Care Nurs Clin North Am. 2017 Dec;29(4):471-485. doi: 10.1016/j.cnc.2017.08.007. Epub 2017 Sep 28. Review.

Effectiveness of breathing exercises during the second stage of labor on labor pain and duration: a randomized controlled trial.
Yuksel H, Cayir Y, Kosan Z, Tastan K.
J Integr Med. 2017 Nov;15(6):456-461. doi: 10.1016/S2095-4964(17)60368-6.

Systematic Review of Hydrotherapy Research: Does a Warm Bath in Labor Promote Normal Physiologic Childbirth?
Shaw-Battista J.
J Perinat Neonatal Nurs. 2017 Oct/Dec;31(4):303-316. doi: 10.1097/JPN.0000000000000260.

Acupuncture or acupressure for induction of labour.
Smith CA, Armour M, Dahlen HG.
Cochrane Database Syst Rev. 2017 Oct 17;10:CD002962. doi: 10.1002/14651858.CD002962.pub4. Review.

The Effect of Acupressure Applied to Point LI4 on Perceived Labor Pains.
Hamlacı Y, Yazici S.
Holist Nurs Pract. 2017 May/Jun;31(3):167-176. doi: 10.1097/HNP.0000000000000205.

Meta-analysis of the effect of acupressure on duration of labor and mode of delivery.
Makvandi S, Mirzaiinajmabadi K, Sadeghi R, Mahdavian M, Karimi L.
Int J Gynaecol Obstet. 2016 Oct;135(1):5-10. doi: 10.1016/j.ijgo.2016.04.017. Epub 2016 Jul 29. Review.

The Complementary Therapies for Labour and Birth Study making sense of labour and birth - Experiences of women, partners and midwives of a complementary medicine antenatal education course.
Levett KM, Smith CA, Bensoussan A, Dahlen HG.
Midwifery. 2016 Sep;40:124-31. doi: 10.1016/j.midw.2016.06.011. Epub 2016 Jun 9.

Pregnant women and health professional's perceptions of complementary alternative medicine, and participation in a randomised controlled trial of acupressure for labour onset.
Mollart L, Adams J, Foureur M.
Complement Ther Clin Pract. 2016 Aug;24:167-73. doi: 10.1016/j.ctcp.2016.06.007. Epub 2016 Jun 23.